Edition Akzente
Herausgegeben von
Michael Krüger

Paul Virilio
Die Eroberung des Körpers

Vom Übermenschen zum überreizten Menschen

Aus dem Französischen von Bernd Wilczek

Carl Hanser Verlag

Titel der Originalausgabe:
L'art du moteur

1. Auflage 2023

ISBN 978-3-446-27685-7

Umschlag: Peter-Andreas Hassiepen, München
Satz: Friedrich Pustet Regensburg
Printed in Germany

Inhalt

Diese Geschichte, diese Episode,
dieses Abenteuer, nennen Sie es,
wie Sie wollen.

Joseph Conrad

Der Medienkomplex

Ihr müßt alles sehen,
alles hören und alles
vergessen.
Napoleon

Die industriellen Medien sind Nutznießer eines einzigartigen Verfalls der demokratischen Gesetze. Auch wenn de facto weder das Fernsehen noch – durch gegenseitige Beeinflussung bedingt – die Presse *a priori* über die Freiheit zur Verbreitung falscher Nachrichten verfügen, so räumt ihnen unsere Gesetzgebung doch die ungeheuere Macht ein, durch Aussparung zu lügen, indem beide solche Nachrichten zensieren und unterdrücken, die ihnen nicht genehm sind oder ihren Interessen schaden könnten.

Die *vierte Gewalt* – wie sie gemeinhin noch bezeichnet wird – ist also die einzige unserer Institutionen, die keiner wirkungsvollen demokratischen Kontrolle unterliegt, denn jede gegen sie gerichtete unabhängige Kritik und jede alternative Problemlösung bleiben dem großen Publikum ganz einfach deshalb unbekannt, weil sie keine Chance zu großer Verbreitung haben und infolgedessen nicht bis zu ihm durchdringen.

Auf einem vor mehreren Jahren organisierten internationalen Kolloquium zur Pressefreiheit wurde diese Tatsache bereits zur Kenntnis genommen.

»Die Freiheit der Presse sowie der anderen Medien bleibt ein Ideal. Es gibt niemanden, der dazu in der Lage wäre, ihr Wirkungsfeld zu umschreiben oder präzise zu bestimmen, wer wirklich im Besitz dieser Freiheit ist.« [1]

In Wahrheit weiß die breite Masse nichts über die

Massenmedien, und auch wenn in einer Demokratie jeder ein Recht auf Information im gesetzlich bestimmten Rahmen besitzt, so scheint es doch, als stünde die *vierte Gewalt* außerhalb des Gesetzes oder über den Gesetzen, denn diese hören genau da auf zu greifen, wo ihr eigentliches Wirkungsfeld beginnt. Diese *parakonstitutionelle* Stellung der großen industriellen Medien ist dennoch sehr einfach zu erklären. Wenn die Gesetze, wie Montaigne behauptete, die Festschreibungen von Gebräuchen sind, *die unterschiedslos alles mögliche in sich aufnehmen und aus dem wogenden Meer der Meinungen eines Volkes oder eines Fürsten geboren werden,* dann müßten sich die Massenmedien, die über die Macht verfügen, die Information zu verwalten und folglich das wogende Meer der öffentlichen Meinung in Wallung zu versetzen, zwangsläufig die Gebräuche und Sitten und damit diese unsichere Gesamtheit von Regeln und Verboten zu eigen machen, die eine Gesetzgebung begründen, zu deren heimlichen Schöpfern sie im Laufe der Jahre geworden sind, und das unabhängig vom herrschenden wirtschaftlichen oder politischen System.

Nachdem die *vierte Gewalt* innerhalb von etwa zweihundert Jahren ihren Zenit erreicht hat, auf dem sie *Recht spricht,* muß sie jetzt trotzdem mitansehen, wie ihre *splendid isolation* Schaden nimmt. Sämtliche Meinungsumfragen deuten darauf hin, daß nur noch die allerwenigsten – wie es einst Thomas Jefferson tat – zu behaupten wagen, daß die Freiheit der Medien der *wirksamste Weg zur Wahrheit* sei beziehungsweise die Behandlung der Nachrichten »objektiv«.

Die sich am Ende des Zeitalters der Abschreckung selbst überlassenen, industriellen Massenmedien haben, genauso wie die übrige Massenproduktion während der letzten Jahre, den Schritt vom Notwendigen zum Überflüssigen vollzogen und zu guter Letzt sogar den zu schmutziger Regellosigkeit und zu immer unerbittlicheren internen Kämpfen; dabei hat sich ihre denunziatorische, exhibitionistische und selbstdarstellerische Macht unaufhörlich auf Kosten eines sehr bedenklich gewordenen Privilegs der Verschleierung weiterentwickelt. Aus diesem Grunde besteht gegenwärtig das eigentliche Problem der Presse sowie des Fernsehens nicht mehr so sehr darin, was sie fähig sind zu zeigen, sondern vielmehr darin, was sie in der Lage sind zu verschleiern und zu verheimlichen, was bisher ihre Macht im wesentlichen begründete. »Die Medien sind keine vierte Gewalt, sondern eine Gegenmacht«, erklärte kürzlich noch der Journalist Jacques Derogy, »alles Undurchsichtige und Geheime drängt sie zurück.«

Nicht recht zu ermessen scheint dieser mutige Kämpfer für den investigativen Journalismus die Gefahren einer umfassenden »Offenlegung«, die in nächster Zukunft den kleinen Bildschirm genauso mit der Auslöschung bedroht wie zwanzig Jahre zuvor den großen ... was seinerzeit unvorstellbar schien. Schenkt man den Aussagen des Filmemachers Ray Harryhausen Glauben, dann ist es in der Tat *das Verschwinden der Zensur,* das in zunehmendem Maße zunächst die Phantasie der Filmschaffenden und dann die der Zuschauer zerstörte und am Ende den Untergang der Filmindustrie verursachte, was wiederum die Schließung der Kinosäle sowie den Verkauf der Filmstudios zur Folge hatte.

Kritisch geworden ist die Situation des Fernsehens auch durch die anarchische Zunahme der privaten Kabel- und Satellitenkanäle, die Verbreitung des Zappens sowie vor allem durch das Verschwinden der alten geopolitischen Grenzen aus unserem Gesichtsfeld – nachdem sich innerhalb weniger Monate eine Welt offenbarte, die sich bis dato dank der Undurchlässigkeit des Eisernen Vorhangs oder der Berliner Mauer den Objektiven der westlichen Kameras entzog.

Entgegen aller Erwartung sollte die vierte Dimension der Live-Übertragung, die für eine wunderbare Befreiung der Medien gehalten wurde, die Glaubwürdigkeit der Medien ernsthaft erschüttern, mit anderen Worten: die Wirklichkeit selbst der mit so viel Selbstgefälligkeit der Kameras beleuchteten Fakten sowie die Existenz einer wie immer gearteten Medienwahrheit.

Schließlich bricht weniger als zwei Jahre nach seinem internationalen Triumph während des Golfkrieges die Krise über CNN herein, und das *Wall Street Journal* berichtet am 6. April 1993 über die großen finanziellen Schwierigkeiten, mit denen Ted Turner zu kämpfen hat.

Ohne visuelle Grenzen kein oder beinahe kein geistiges Vorstellungsvermögen mehr, ohne eine gewisse Blindheit keine dauerhafte Erscheinung. Dem *totalen Bild,* dem Bild vom »großen Gegenstand« zum Triumph verhelfen zu wollen, so wie es zunächst die Materialisten und dann die Dokumentaristen zu Beginn unseres Jahrhunderts erträumten, die »Gleichheit der Zuschauer vor dem Bild« zu wünschen wie die Werbefachleute und bald auch die Verfechter einer kathodischen Demokratie, das heißt, »sich vor den Gespenstern entblößen«, die sich »durch diese reichliche Nahrung« so unerhört vermehren. Und diese »Geister werden nicht verhungern, aber wir werden zugrundegehen«, wie Kafka im Jahre 1922, etwa zwei Jahre vor seinem Tod, an Milena schrieb.[2]

Heute stellt sich die Frage, inwieweit sich die Medien durch diese »neue Sichtbarkeit«, die aus den Gegebenheiten der nunmehr die gesamte Massenkommunikation durchdringenden Techniken in Echtzeit hervorgegangen ist, selbst kompromittieren. Eine Massenkommunikation, die sich im Osten wie im

Westen gleichermaßen von der politischen, ökonomischen, gesellschaftlichen oder rechtlichen Information zu einer Pseudounterhaltung mit *reality base show*, Musikclips, Pornostreifen, interaktiven Spielen usw. ausgeweitet hat, die keinerlei Zensur unterliegt.

Im Bewußtsein der spezifischen Gefahr, der die Massenmedien ausgesetzt sind, hat ein englischer Zeitungsmann, Andreas Whittam Smith, Ende der achtziger Jahre einen Vorstoß unternommen und in einer Charta einen Verhaltenskodex erarbeitet, in der jeder Grenzfall der Medienpraxis einer gründlichen Prüfung unterzogen wird: so etwa die Umstände, unter denen ein Recht darauf besteht, in die Intimsphäre eines Menschen einzudringen, das Problem der finanziellen Vorteilnahme sowie der Schmiergelder ... vor allem aber die *Grenzen des Rechtsanspruchs auf Gegendarstellung.*[3]

Die Initiative von Smith wurde sehr bald von elf englischen Zeitungen, von *El Pais* in Spanien und *La Republica* in Italien aufgenommen. Dabei handelte es sich nicht etwa um eine puritanische Anwandlung, sondern darum, schnellstmöglich einer Gefahr zu begegnen, indem man, koste es was es wolle, die wesentliche Eigenschaft der Institution bewahrt: *ihre Macht der Verschleierung.*

»Die englischen Journalisten haben heute ein genauso abstoßendes Image wie die Buchmacher und die Politiker«, erklärte A. W. Smith, bevor er das Wesentliche hinzufügte: »Vor zwei Jahren befürchteten wir die Verabschiedung eines Gesetzes, in dem ein verbindlicher Anspruch auf Gegendarstellung auf jeden kritischen Artikel festgeschrieben werden sollte, falls die Zeitungen mit ihrer bisherigen Praxis fortfahren und nicht ihren Standeskodex offenlegen würden.«

A. W. Smith bleibt davon überzeugt, daß *die vierte Gewalt nicht teilbar ist.* Zweifellos hat er nicht vergessen, daß die Mediatisierung ursprünglich das Gegenteil der Kommunikation war, ein Überbleibsel der feudalistischen Barbarei und des antiken Ostrazismus.

Bis zum 20. Jahrhundert bedeutete mediatisiert zu sein wörtlich, seiner unmittelbaren Rechte beraubt zu sein. So mediatisierte Napoleon I. im Laufe seiner militärischen Eroberungen bestimmte Erbprinzen, indem er ihnen ihre Handlungs- und Entscheidungsfreiheit nahm und sie gleichzeitig die äußerlichen Merkmale einer Macht beibehalten ließ, die sie nicht mehr ausüben konnten. Bei der Unterwerfung der osteuropäischen Länder zu »Satellitenstaaten« durch die Sowjetunion unmittelbar nach Beendigung des Zweiten Weltkrieges wiederholte sich dieser ungemein niederträchtige Vorgang. Napoleon, dieser große »Mediatisator«, dem schließlich nicht genügend Zeit blieb, war der Mann der schnellen Siege, der auf Schnelligkeit und dem Überraschungsmoment basierenden Feldzüge. Beinahe logischerweise war er auch der verkannte Schöpfer des industriellen Pressewesens in Frankreich, der indirekte Urheber dessen, was einmal der moderne *Informationskomplex* werden sollte.

Ein Komplex, dessen Funktion ursprünglich in der Unterstützung des Nachrichtendienstes, der Ermittlung sowie der Zensur des Polizeiministers Joseph Fouché und seiner Anhänger, wie etwa des berühmten Charles Louis Havas, bestand und der finanziell gefördert wurde vom dubiosen Bankier Gabriel Julien Ouvrard, einem der Bewerber um die Ausrüstungsverträge mit der Armee.[4]

Saint-Just, der Theoretiker des Terrors, erklärte einst: »Wenn ein Volk unterdrückt werden kann, wird es auch unterdrückt.« Ohne zu übertreiben läßt sich heute behaupten: »Wenn ein Volk mediatisiert werden kann, wird es auch mediatisiert!«

Was spricht dagegen, sich künftig im gleichen Maße

mit der übermäßigen Industrialisierung und Kommerzialisierung unserer Kommunikationsinstrumente auseinanderzusetzen wie mit der Verbreitung unserer Zerstörungswaffen und ihrer allgemeinen Weiterentwicklung zur Allgegenwart und zur unmittelbaren Wirksamkeit?

Wenn das Problem nicht mehr in erster Linie darin besteht, wie weit die übertragene »Wirklichkeit« entfernt ist, sondern darin, mit welcher Geschwindigkeit ihr Bild auf unseren Bildschirmen erscheint, dann kann man sich in der Tat die Frage stellen, ob die industriellen Medien nicht eine Toleranzschwelle erreicht haben, die weniger deontologischer als vielmehr ethologischer Natur ist ... Können sie sich unendlich weit von den »natürlichen« Voraussetzungen der Kommunikation entfernen, vom Gleichgewicht zwischen Bedarf und Verarbeitungsfähigkeit, das die Kommunikation begründet?

Niemand leugnet, daß die *Fähigkeit zur Kommunikation* für den Menschen wie für jedes andere Lebewesen die notwendige Voraussetzung seines *Auf-der-Welt-Seins* ist, das heißt seines Überlebens. Eine angeborene Fähigkeit, die uns normalerweise dazu befähigt, zwischen unserer unmittelbaren Umwelt und den Vorstellungen, die wir uns von ihr machen – unserer geistigen Vorstellungskraft –, zu unterscheiden.

Diese erste Fähigkeit der Anpassung an die Veränderungen unserer Umwelt wird ergänzt durch die noch komplexere Fähigkeit, zwischen dem zu unterscheiden, was wir für wirklich und damit für wahr halten, und dem, was ein anderes Individuum für wirklich und damit für wahr hält. Diese zweite Fähigkeit bedeutet die Möglichkeit, uns dank der (gestischen, vokalen, graphischen usw.) Sprache *an die Stelle* dieser anderen Person zu versetzen, *mit ihren Augen zu sehen*, uns ihr optisches System zunutze zu machen, um über ein Ereignis in Kenntnis gesetzt zu werden, uns Wesen und Objekte *vor-zustellen*, die wir nicht oder noch nicht sehen, und schließlich dementsprechend zu handeln.

Infolgedessen erfordert die »natürliche« Kommunikation einerseits audiovisuelle Nähe, relativ begrenzte Intervalle bzw. Territorien, und andererseits eine begrenzte Zahl von Kommunikanten, die über ein gemeinsames Repertoire von Vokalisierungen oder anderen semantischen Signalen verfügen.[5]

Noch bis vor nicht allzu langer Zeit hingen unsere Erkenntnis- und Vorstellungsformen (die Künste, Wissenschaften, Religionen, der Krieg, die gesellschaftlichen und sexuellen Aktivitäten usw.) im selben Maße von uns selbst (dem eigenen Körper) ab wie von dieser außergewöhnlichen Fähigkeit, uns zu verdoppeln, indem wir uns mit dem *alter ego* identifizierten, dem buchstäblich *anderen Ich*, das uns dazu in die Lage versetzte, die Wirklichkeit mit Abstand zu »sehen«, oder besser: vorzustellen, und die dafür verantwortlich war, daß unser Standpunkt ein *natürliches soziales Relief* besaß. Etwa so, wie der geringe Augenabstand eines Menschen wegen der leichten raum-zeitlichen Verschiebung des Bewegungsvermögens der Augen das Relief, die *Stereoskopie* des von ihm wahrgenommenen Bildes erzeugt.

Ich würde gern nochmals auf eine von mir schon häufig zitierte Überlegung Marcel Pagnols eingehen: Im Theater sieht jeder der im Saal verteilt sitzenden Zuschauer notwendigerweise ein anderes Stück. Im Kino dagegen sehen die Zuschauer – gleichgültig, wo sie sitzen – immer genau das, was die Kamera gesehen hat, das heißt *ein und denselben Film*. Deshalb gibt es in einem Saal mit tausend Zuschauern in Wahrheit nur *einen einzigen Zuschauer*, so die Schlußfolgerung von Pagnol.

Das Projektionsgerät, das das *alter ego* (das andere Ich)

»optisch« ersetzen soll, indem es dem an seinen Sessel gefesselten Zuschauer das als *gegenwärtig* vorstellt, was natürlich *abwesend* ist und sich außerhalb des begrenzten Rahmens seines Gesichtsfeldes befindet, dieses Projektionsgerät eliminiert tatsächlich das stereoskopische Element, das bis dahin dem sozialen Relief der Wirklichkeit zugrunde lag und es hervorbrachte. Widmen wir den Aussagen des großen Dokumentarfilmers François Reichenbach über das Verschwinden des »aktiv wahrnehmenden Wesens« unsere Aufmerksamkeit: »Der Besitz einer Kamera hat mein Leben verändert. Mit ihr, durch sie hindurch sollte ich für alles einen anderen Blick bekommen.«

Von der »Bewaffnung« des Photoapparates bis zum »bewaffneten Auge« des Reporters oder Soldaten und zur Video-Überwachung zu polizeilichen Zwecken richtet das Objektiv den Blick des Menschen allein deshalb mit Macht auf die Lebewesen und die Dinge, *weil die technischen Neuerungen es möglich machen*, wie Wisemann sagt. »Seitdem ich eine Kamera besaß«, führt Reichenbach weiter aus, »interessierte ich mich überhaupt nicht mehr dafür, *mit Menschen zusammenzusein oder unter ihnen zu leben, ohne sie zu filmen* ...«

Die Kamera wird nunmehr zwischen ihm und allem anderen sein, und das Wunder des industriellen Kinos wird darin bestehen, diese ursprüngliche Unterbrechung der Kommunikation millionenfach zu wiederholen.

»Ich bin die Maschine, die euch die Welt zeigt, *wie ich allein sie sehe*«, schrieb Dziga Vertov, »der Kamera-Mann« ..., diese Maschine, die die bewegungslosen Zuschauer in eine nie zuvor dagewesene Form der Einsamkeit, eine *vielfache Einsamkeit* stürzt, denn – wie sagte doch Marcel Pagnol so schön – in einem Kinosaal mit tausend Zuschauern gibt es nur einen einzigen! Anfang der sechziger Jahre behauptete Herbert Marshall McLuhan, hierbei den Bildschirm der Schrift gegenüberstellend, daß das Fernsehen in der Nachfolge des Radios eine Unmittelbarkeit, eine globale Resonanz wiederhergestellt habe, die das Buch zugunsten einer sequentiellen Einschätzung der Welt zum Verschwinden gebracht hatte.

Wenn, wie Gaboriau meint, *die Zeit eine zusätzliche Dunkelheit ist*, die – eines nach dem anderen – die materiellen Merkmale auslöscht und uns der Wirklichkeit der Fakten sowie der Dinge entrückt, wie steht es dann mit dem Realitätseffekt der Lichtzeit, mit der falschen Nähe dieser Welt ohne Dichte und Schatten, deren prophezeite Vereinheitlichung McLuhan in Entzückung geraten ließ?

Ende der fünfziger Jahre faßte Fidel Castro den Entschluß, sich direkt an amerikanische Werbefirmen zu wenden, um die kubanische Revolution zu fördern. Später, in der Zeit des *Gleichgewichts des Schreckens*, setzte der *private Terrorismus*, der im wesentlichen vom eine Destabilisierung der westlichen Nationen anstrebenden kommunistischen Block unterstützt wurde, seine *Informationsmacht* durch, indem er sich einem wilden Dokumentarismus verschrieb, der gesellschaftsfeindlichen Minderheiten, kleinen gesellschaftlichen Gruppen eine wirksame Medienpräsenz garantierte. So schätzt man beispielsweise, daß eine Milliarde Menschen die Olympischen Spiele von München im Jahre 1972 an den Bildschirmen verfolgten und somit zu Zeugen des von einem palästinensischen Kommando an israelischen Sportlern verübten Massakers wurden.

Nach dem Zusammenbruch des Ostblocks war zu beobachten, wie sich die großen militärischen Einheiten in eine Vielzahl von hochgerüsteten nationalen, ethnischen und ökonomischen Ghettos auflösten, die mit ihren *Massenmördern*, *Snipers* und *Tschetniks* bald die Nachfolge des *privaten Terrorismus* antreten sollten ...

Mit der vor laufenden Kameras sich vollziehenden Zurschaustellung der systematischen Zerstörung und der »Säuberung« historischer Städte, der Geiselnahme irgendwelcher Minderheiten, der direkt übertragenen Tötung Unschuldiger in Rumänien, im Irak, in Sarajevo, im Kosovo traten sie aber auch die Nachfolge der *gegen die Städte gerichteten nuklearen Strategie* an.

Hinsichtlich der »Welt-Stadt« hat der intensive Einsatz der Kommunikationstechniken zwar eine Resonanz erzeugt, allerdings die unvorhersehbare des Kamera-Effekts, von dem Pagnol sprach und der nunmehr die *vielfache Einsamkeit* auf Milliarden von Menschen mit ihrer Gegenkultur des (postindustriellen, postnationalen, posturbanen) Ghettos ausdehnt, das im Begriff ist, sich über den gesamten Erdball auszubreiten. Und dem gelingt es nicht, von sich aus vom Status eines kosmischen Ghettos loszukommen.

Dem Ghetto entspringt das Chaos, das die Massenmedien destabilisiert, die in der Falle des inneren Krieges, der Verletzung der Menschenrechte, des faszinierenden und ständig von neuem beginnenden Schauspiels der Opferung und des Todeskampfes gefangen sind.

Wie sollte einem die offensichtliche Ähnlichkeit zwischen der »ethnischen Säuberung« in den osteuropäischen Ländern einerseits und der kritischen Situation in den Vorstädten der westlichen Metropolen andererseits noch entgehen? Städten, in denen anonymer Vandalismus, Drogensucht, Prostitution, Erpressung, Auseinandersetzungen zwischen nach rassischen Merkmalen organisierten Banden zur Normalität geworden sind. Oder auch den Verheerungen in den ehemaligen Kolonien, die zu Opfern von militärischer Anarchie, von Hunger und Stammesfehden geworden sind. Muß man daran erinnern, daß vor nunmehr dreißig Jahren das amerikanische Fernsehen als Hauptverantwortlicher für das angesehen wurde, was man damals als die »Revolution der gestiegenen Ansprüche« in den Vereinigten Staaten bezeichnete? Das bevorzugte Medium der benachteiligten Minderheiten mit seiner beharrlichen Präsentation von Luxusartikeln der Konsumgesellschaft in Filmen und Lotterien soll nach Aussage der Experten in der Tat die wesentliche Ursache für die blutigen Unruhen gewesen sein, die zunächst in den Ghettos im Süden und später im Norden des Landes, in Detroit und Newark (1967) ausbrachen. Eine Verantwortung, die sich durch die Fernsehberichte über die Krawalle noch vergrößerte, denn Schwarzenführer wie Stokely Carmichael oder Rap Brown hatten so lange nur wenige Anhänger, bis die Fernseh- und Radiosender ihnen täglich viele Stunden Sendezeit einräumten und sie zu echten Stars machten.

Nachdem das Fernsehen sie erst erzeugt hatte, schürte es so allein durch die Präsenz seiner Kameras am Ort der Auseinandersetzungen, der Morde und Plünderungen die Gewalt, über die es das Publikum zu unterrichten hatte.[6]

Diese Wechselwirkung zwischen »Werbung« und Information sollte die studentischen Aktivisten und Führer sehr bald dazu anregen, dem Beispiel der ethnischen Minderheiten zu folgen. Um die Aufmerksamkeit der Medien auf das universitäre Ghetto zu lenken, reichte es, den Campus in Brand zu setzen oder zu besetzen, was sie dann auch taten, und bald schon eiferte ihnen die studentische Menge überall auf der Welt nach ... in der Hoffnung darauf, daß die immer größer werdende Masse der Zukurzgekommenen sich dieses Verfahren zu eigen macht.

Mit *Glasnost* ergab sich dann später für das westliche Fernsehen die Möglichkeit, die Menschen in den osteuropäischen Ländern aus der Entfernung genauso zu beeinflussen wie dreißig Jahre zuvor die Rechtlosen in den amerikanischen Ghettos, indem es zunächst die aus dem Zustand des Eingeschlossenseins, aus der Frustration und dem sozialen Leid geborenen Begehrlichkeiten in Wallung brachte und dann mit der Ausstrahlung der Bilder von wirklichen oder simulierten Volksaufständen rund um die Uhr sein universelles Werk vollendete, womit es zur schnellen Ausbreitung der Unruhen beitrug, und das bis zum Moskauer »Aufstand der leeren Mägen« im August 1991.

Bei dieser Gelegenheit übertrugen die internationalen Fernsehanstalten einen spektakulären Zwischenfall. In der Nacht vom 22. auf den 23. August wohnte die Menge in Moskau bei gleißendem Scheinwerferlicht der Demontage und dem Sturz der kolossalen Statue von Felix Dserschinski bei, die gegenüber den ehemaligen Gebäuden des KGB stand.

Der 1926 verstorbene Dserschinski war zu Lebzeiten der Kopf der sowjetischen Geheimdiplomatie und der geniale Theoretiker der *strategischen Desinformation*, deren Wesen er in einem Satz zusammenfaßte: »Die Westeuropäer halten ihre Wünsche für die Wirklichkeit, sie sollen bekommen, was sie wünschen!«

Mußte man noch auf die fernsehgerechte Dramaturgie, in die die Demontage des Bronzekolosses eingebettet war, hereinfallen? Wurde der sowjetische Traum an diesem Abend zu einer Illusion, die verflog, und der westliche Traum zu einer Illusion, die das Ende des Zeitalters der Abschreckung überlebte?

Seit langem schon hatte die kapitalistische Welt angesichts der furchteinflößenden kommunistischen Desinformationsmaschine ihrerseits höchste Meisterschaft in der Kunst erlangt, Träume als Wirklichkeit erscheinen zu lassen.

Die Werbung erlebte ihre bescheidenen Anfänge in der Rubrik »Vermischte Nachrichten« zu Beginn des 19. Jahrhunderts, um danach in den Rang des partnerschaftlichen Finanziers aufzusteigen, der, wie man glaubte, die materielle und moralische Freiheit der billigen Massenpresse sichern könnte. Sie sollte im Laufe der Zeit den Status einer Industrie erlangen und eine beherrschende Position im Zentrum des Informationskomplexes besetzen.

Kurze Zeit nach der Verstaatlichung der sowjetischen Medien und noch einige Zeit vor dem *new deal* in den dreißiger Jahren hatte die Verwirklichung der amerikanischen Konsumgesellschaft die Schaffung eines *Massenmarketings* notwendig gemacht. Dieses vermochte durch die Intervention des Staates in den Bereichen Soziales und Industrie und kurz darauf mit der heimlichen Kontrolle zunächst von Photo- und dann auch von Kino- und Radioagenturen durch die jeweiligen Ministerien die kulturellen, ökonomischen, geographischen, ethnischen usw. Unterschiede einzuebnen.

Fortan sollte das Wort *Werbung* nichts anderes bedeuten als *Propaganda,* und in den Vereinigten Staaten ging man von der einfachen Verkaufsförderung von Konsumgütern zu einer Information allgemeineren Charakters über, wobei diese letztere in zunehmendem Maße den klassischen Journalisten entzogen wurde, um der Werbeindustrie und ihren verschiedenen Abteilungen zuzufallen.

Dieser neue Komplex bemühte sich zunächst erfolgreich um den amerikanischen Inlandsmarkt und versuchte dann bis zum Zweiten Weltkrieg vergeblich, in Europa Fuß zu fassen.

Einen Feind niederzuwerfen, das heißt weniger ihn gefangenzunehmen, als vielmehr ihn in den Bann zu schlagen, und es dauerte nicht mehr lange, bis das ökonomische

Schlachtfeld sich mit dem militärischen Feld vermischte und das Vorhaben des amerikanischen Informationskomplexes offensichtlich zutage trat: Er zielte auf die weltweite Mediatisierung.

Weniger als ein Jahr nach dem Abwurf der Atombombe über Hiroshima rang der amerikanische Außenminister James Byrnes dem alternden französischen Ministerpräsidenten Léon Blum eine wichtige finanzielle Vereinbarung ab, die einen entscheidenden »Zusatz« enthielt, deren Tragweite die Franzosen nicht erkannten: Es handelte sich um den Verzicht auf den Großteil der Schutzbestimmungen für das französische Kino gegen die amerikanische Konkurrenz. Nach diesem Abkommen bestand für die Kinos lediglich die Verpflichtung, einen einzigen französischen Film pro Monat zu zeigen.

Seit den Verhandlungen der Uruguay-Runde 1986 versuchen die Anhänger der GATT-Freihandelspolitik auf Betreiben der Vereinigten Staaten ihre Kapazitäten auf den Dienstleistungssektor auszudehnen, der ihrer Ansicht nach die *Kultur sowie den audiovisuellen Bereich* mit umfassen soll, das bedeutet 35 Prozent der weltweiten Handelsgeschäfte, während in Europa das Geschäft mit dem »Bild« bereits zu 70 Prozent und in Afrika zu mehr als 90 Prozent von den Vereinigten Staaten beherrscht wird.[7]

Etwas verspätet konnte ein französischer Publizist Ende der achtziger Jahre erklären: »Werbung ist Demokratie« und sich gleichzeitig um einen Sitz unter den Unsterblichen in der Académie française bewerben. Warum sollte, nachdem der politische Diskurs zu einer toten Sprache geworden ist, die in den Randzonen der Desinformation Ähnlichkeiten mit einem intellektuellen Diskurs aufweist, der seinerseits im Verschwinden begriffen ist, ein Werbefachmann, genauso wie Kardinäle, Marschälle, Wissenschaftler, Schriftsteller, Film-

oder Presseleute, nicht Mitglied der Académie française werden? Warum sollte die Werbesprache ihrerseits nicht die Weihe zu einem weiteren Akademismus erhalten?

Ist es der Werbung, die aufs engste mit der Staatspropaganda verwoben ist und von ihren Gegnern – insbesondere von den Verbraucherverbänden (hat man das Recht, die Bürger so sehr in Versuchung zu führen und deshalb um so mehr zu enttäuschen, ohne sich strafbar zu machen?) – für unmoralisch gehalten wird, nicht gelungen, sämtliche Machtsphären – den Sport, die Wissenschaft, die Philosophie, die Ethik, die Kultur, die humanitäre Hilfe – gleichermaßen zu durchsetzen? Ganz zu schweigen von dem Druck, den sie durch eine psychologisch stark geschwächte parlamentarische Welt hindurch auf den demokratischen Staat selbst ausübt. Mittlerweile ist der Punkt erreicht, an dem sich die Mitglieder der Washingtoner Werbelobby bereit erklären, »sich an der Suche nach Lösungen für alle Probleme, die das amerikanische Volk betreffen, zu beteiligen«. Eine Bevölkerung, die täglich im Schnitt etwa 1500 Webespots in offener, verdeckter oder unterschwelliger Form ausgesetzt ist.[8]

Das ständig anwachsende Volumen des Exportgeschäfts in den »Servicebereichen«, die von der amerikanischen Werbeindustrie beherrscht werden (Film, Kassetten, Zeitschriften, CDs ...), kann in den Augen eines Verfechters der Freihandelspolitik wie L. T. Steele auch als das »das eigentliche Mittel, mit dem die Welt von morgen errichtet wird«, erscheinen!

Einer der Direktoren des privaten französischen Fernsehsenders TF1 erklärte kürzlich: »Im Fernsehen besteht immer seltener eine Trennungslinie zwischen dem eigentlichen Programm und der Information ... Allerdings gibt es einen klaren Trennungsstrich, und der besteht zu den Nachrichtensendungen, die den

Journalisten vorbehalten sind. Alles andere ist eine Art Zwischenbereich, der fast immer, außer in den Spiel-Shows, mit Informationen durchsetzt ist. Es gibt keine Grenze – und erst recht nicht für den Zuschauer – zwischen der Information und dem übrigen Programm. Als wir beispielsweise eine große Sendung für unser Programm konzipiert haben, wollten wir, daß sie von Anne Sinclair und Christophe Dechavanne, einer Journalistin und einem Showmaster moderiert wird, das beste Beispiel für die Harmonie, die einen Fernsehsender auszeichnen muß.«

Wenn man den Begriff *Information* durch den des *Informationskomplexes* ersetzt, läßt sich die in dieser Aussage enthaltene Botschaft entschlüsseln. In dem Augenblick, in dem die Mehrzahl der Zeitschriften und einige private Fernsehsender durch das Verbot für Tabak- und Alkoholwerbung zu verschwinden drohen, wird offensichtlich, daß die *Werbeanzeige* und die *Infoanzeige* ein perfektes Paradigma sind. Nirgendwo gibt es eine Trennungslinie, und alle Fernsehprogramme haben sich in den *Zwischenbereich* begeben, wo allein der ökonomische Zwang herrscht. Was die weiter oben genannten Personen betrifft, so ist allgemein bekannt, daß Menschen mit Individualität mehr und mehr aus der kathodischen Fauna verschwinden, denn die sogenannten Unterhalter oder Spaßmacher können von einem Tag auf den anderen genauso ausgemustert werden wie ein nicht mehr funktionierendes, x-beliebiges Hausgerät. Die erwähnte Madame Sinclair ist in dem Maße keine »Journalistin« im eigentlichen Sinne, wie sie nicht die Gewähr für eine zusammenhängende Darstellung der Tagesereignisse liefern kann. Was spricht folglich dagegen, die Vertreter beider Richtungen künftig zusammen auftreten zu lassen?

Kürzlich fragte ein Journalist Maurice Levy, den

Chef der altehrwürdigen Werbeagentur Publicis: »Befindet sich die Werbung nicht, genauso wie die Politik und die Medien, in einer Art Vertrauenskrise?«

In den Vereinigten Staaten ist in der letzten Zeit die Vormachtstellung der *networks*, die 80 Prozent der landesweiten Ausgaben für Werbekampagnen im Fernsehen kontrollierten, ins Wanken geraten. Nachdem die jährlichen Umsätze der amerikanischen Werbeindustrie von 4 Milliarden Dollar im Jahre 1947 auf mehr als 25 Milliarden Dollar gestiegen sind, sinken auch sie seit den siebziger Jahren in bedenklichem Umfang.

Seit dem Beginn der erwähnten Vertrauenskrise vertraten einige italienische Werbefachleute die Meinung, daß man die Maske fallen lassen und sich erneut die wesentliche Frage stellen müsse: *Wer mediatisiert heute wen?* Angesichts des Verfallszustandes einer Konsumgesellschaft, die innerhalb kürzester Zeit verschwinden könne, ergäbe sich die dringliche Notwendigkeit, das nicht mehr zeitgemäße Verhältnis zwischen Information und Werbung wieder ins rechte Lot zu bringen: dank des Einflusses der Live-Übertragung liefert der internationale Terrorismus der Information eine große Zahl erschütternder Bilder, mit deren Hilfe sich die Masse billig mediatisieren läßt ... Folglich könnte die Werbung ihr die Ästhetik entlehnen, Abscheu könnte das Anziehende, die Pseudoverführung der zu kostspieligen und wirkungslosen *show-off*-Clips der achtziger Jahre ersetzen. Luciano Benneton hat dies begriffen: »Die Leute sind intelligenter als die Werbefachleute. Sie leben in der wirklichen Welt.«

Nach dem Vorbild des Terrorismus sollte die Werbung sehr schnell ihren Status als Informationsgroßmacht festschreiben. Wie er zerstörte sie die letzten Tabus, stellte selbstgefällig das Leiden, den Todeskampf, den Tod und Umweltkatastrophen zur Schau.

Sie bediente sich der Demokratie, der Kunst, der Politik und der Religion. Im April 1992 notiert Anne Magnien, Koproduzentin bei *Culture-Pub*: »Benneton hat *eine Lücke in den Medien* gefunden, die – so steht zu vermuten – nicht mehr ihre Rolle als Relais für einen *Bewußtseinsprozeß* spielen. Die Marken stützen sich auf ein Marketing von Werten, die den Institutionen fehlen ... Der kommerzielle Mißerfolg ist die beste aller Bestrafungen, moralischer als die der Zensoren.«

Um welche andere »Moral« könnte es sich hier handeln als um die vom Ende, von der Eschatologie der sozialen Kommunikation? Nach etwa dreißig Jahren audiovisueller Höchstleistungen ist der Informationskomplex mit einer neuen Gleichung konfrontiert: *ein Mensch = ein Ghetto.* Radio und Fernsehen richten sich nur noch an die von ihnen selbst miterzeugte anomische Masse, an diesen unwegsamen sozialen Sumpf, dessen einzelne Elemente – Außenseiter, Geschiedene, Arbeitslose, Angehörige ethnischer, sexueller oder gesundheitlicher Minderheiten, sich selbst überlassene Kinder von Alleinerziehenden – mehr schlecht als recht im Zustand der *vielfachen Einsamkeit* überleben. Die Massenmedien und ihre demokratischen Ambitionen scheinen einen Punkt erreicht zu haben, an dem es kein Zurück mehr gibt, eine Toleranzschwelle, an der ihre spezifische Macht schwindet zugunsten anderer, einsamerer, stärker »auf den Körper bezogener« Formen der Abhängigkeit ... Dies gilt für die Kinder in den amerikanischen Ghettos, die drogenabhängig sind, Pornos konsumieren, Morde begehen und erklären, daß Presse und Fernsehen etwas für die Alten und die Weißen seien.

Schon der Publizist Philippe Michel erklärte: »Werbung soll nicht zum Kauf anregen, sondern Einstellungen erzeugen.« Das, was heute Werbereportage genannt wird, hat mit den Musikclips, vor allem aber mit den Anti-Alkohol-, Anti-Rauch-, Anti-Drogen-Kampagnen begonnen. Ganz in diesem Sinne erklärte Charles Manson: »Hätte man mir nicht gesagt, daß es Drogen gibt, hätte ich niemals welche genommen.« Und in der Tat ist keine Werbung bekannt, die vom Konsum eines x-beliebigen Produkts abhält!

Das gleiche trifft zu für die »Schönheitskönigin«, die 1993 für ein großes Frauenmagazin elegant gekleidet dabei photographiert wird, wie sie zwischen den Ruinen Sarajevos und Autowracks hindurchläuft und so die Flucht der Bewohner einer Stadt vor dem Tod imitiert, die *Snipers* unter Beschuß halten. Das Ziel des Modephotographen ist folglich absolut identisch mit dem des im Hinterhalt lauernden Mörders, seine einsame Erregtheit wird für uns nachempfindbar gemacht.

Im Zweiten Weltkrieg vermieden die Propagandadienste dieses Verfahren nur deshalb, weil man an die baldige Wiederherstellung des Friedens glaubte, und deshalb war es notwendig, die wertvollsten Symbole – Wohlstand, Kultur, Sport, Theater, Familie – nicht in Vergessenheit geraten zu lassen. Im Gegensatz dazu erzeugt die Verbindung von Schönheit und Mord einen toten Punkt, eine Situation, aus der es kein Entkommen mehr gibt, denn sie weckt den Wunsch nach der Zerstörung einer Welt, der man den Gnadenstoß geben will. Deshalb ist Anne Magnien zuzustimmen: Die Werbereportage beseitigt die letzten Tabus, allerdings auf die gleiche Art und Weise wie der »neue Terrorismus«, der Anschläge auf Museen, Kirchen und historische Bauwerke (in Italien, der Schweiz, in der Türkei beispielsweise) verübt und Touristen, Intellektuelle, Journalisten, unbeteiligte Passanten zu seinen Opfern macht ...

Nach der seriellen Kunst von Andy Warhol und

anderen in früheren Jahren ist die Übersetzung des Getriebes der Informationsmacht das neue Objekt der Gegenkultur geworden. Elisabeth Sussman, die Hauptinitiatorin der Biennale im Whitney Museum of American Art in New York, äußerte sich ganz im Sinne der Publizisten, als sie im Frühjahr 1993 erklärte: »Es ist notwendig, die Welt der Kunst *anhand realistischerer Begriffe* neu zu bestimmen.« Unter den verschiedenen »Kontextualisierungs-Lektionen« war auf dieser Biennale deshalb auch zum x-tenmal das berühmte Videoband über die Mißhandlung Rodney Kings durch die Polizei zu sehen, diesmal allerdings nicht anonym, sondern versehen mit dem Namen des »Autors«, George Hollyday, dem Amateur-Videofilmer, der Zeuge der von der Polizei begangenen Gewalttat wurde und damit zur indirekten Ursache für die Krawalle, die Morde und Plünderungen in Los Angeles im April 1992.

Angefangen bei der optischen Illusion des kinematischen Motors (24mal pro Sekunde die Wahrheit!) bis hin zur endgültigen Auflösung der menschlichen Klarsicht durch die absolute Geschwindigkeit der elektromagnetischen Wellen hat die technische Mediatisierung zunehmend die Techniken der ursprünglichen Mediatisierung erneuert, und das in der Absicht, unsere unmittelbaren Rechte ohne Anwendung von Gewalt zu konfiszieren, wobei sie unentwegt die Aussonderungsmechanismen der früheren Exkommunikation verstärkt und auf diese Weise die Mehrheit der Menschen in einen gesellschaftlich unerträglichen *Realitätseffekt* sowie das jetzt daraus resultierende geopolitische Chaos stürzt.

Lassen wir uns nicht darüber hinwegtäuschen, daß die *Freiheit der Medien* (das demokratische Recht, die rechtmäßige Freiheit, zu informieren, zu kommunizieren, sich frei zu bewegen ...) nunmehr untrennbar verbunden ist mit ihrem *Freisetzungspotential* (bei der Übersetzung, der Vermehrung, der Beschleunigung, den Kommunikationswaffen ...), mit der Bildung einer furchterregenden Verquickung eines *Rechtsverhalts* mit einem *Sachverhalt.*

Der Staatsstreich der Information

Durch Schweigen reden und
durch Reden schweigen.
Devise

Da die Bewegung das Ereignis erzeugt, ist die Wirklichkeit *kinodramatisch*, und der Informationskomplex hätte niemals seine heutige Macht erlangt, wenn er nicht zunächst eine *Kunst des Motors* gewesen wäre, die die andauernde Veränderung der Erscheinungen zu rhythmisieren vermochte.[1]

Ihren Anfang nahm diese Entwicklung mit den Rekorden, die John Walter II, der Chef der Londoner *Times*, bei deren Herstellung sowie der Distribution im Jahre 1814 dadurch erreichte, daß er die erste wirklich effektiv arbeitende Dampfmaschine einsetzte, mit der tausend Blätter pro Minute gedruckt werden konnten, die aber bereits kurze Zeit später, nämlich 1827, durch die von Cowper und Applegarth entwickelte Maschine ersetzt wurde, die fünftausend beidseitig bedruckte Blätter in der Stunde schaffte. Dann kam es 1848 zum Einsatz der ersten Rotationspresse, zehn Jahre später druckte eine andere Maschine um die zwanzigtausend Blätter in der Stunde, und schließlich wurde die Beschleunigung des Satzes möglich dank der Erfindung der Linotype durch Ottmar Mergenthaler gegen Ende des Jahrhunderts.

Nicht vergessen sollte man, daß die *Times* zusätzlich drei Stunden gegenüber ihren Konkurrentinnen dadurch gewann, daß sie die Zeitungen direkt mit dem Zug vom Bahnhof Euston aus in die Provinz schickte. Um 1810 erreichten die Zeitungen in Großbritannien eine Auflage von bis zu 25 Millionen Exemplaren, zehn Jahre später 30 Millionen.[2]

Nach den durch die Geschwindigkeit verursachten Schiffbrüchen und Entgleisungen, den Autounfällen und Bruchlandungen der Flugzeuge, den Dampfpressen, dann den Rotationspressen und den Bildrotationsmaschinen der filmischen Illusion werden in Zukunft die Wellenzüge mit ihren Radio- und Videosignalen ihre spezifischen Katastrophen hervorbringen: Nachrichten, die Dynamit sind, Informationen, die hochgehen wie Bomben, Höllenmaschinen der Meinungskampagnen oder der Kriegspropaganda und sogar Epidemien, denn, wie schrieb doch kürzlich die Anwältin Gisèle Halimi: »Nichts ist ansteckender als ein Aufbruch zur Freiheit.«

Die Devise von Lord Beaverbrook, dem britischen Pressemogul und gleichzeitigen Minister für Versorgung, Flugzeug- und Kriegsproduktion im Zweiten Weltkrieg, lautete: »Wenn ich die Organisation ausfindig mache, zersetze ich sie.«

Schon während des Zweiten Kaiserreichs in Frankreich verglich Pascal Grousset, Redakteur bei der Zeitung *La Marseillaise*, dieses Erfolgsblatt mit einem »Torpedo, der mit voller Wucht gegen die Panzerplatten des imperialen Schiffes abgeschossen wird«. Kurze Zeit später mißbrauchten Blätter wie *Le Père Peinard* oder *L'En Dehors* die republikanischen Freiheiten, um von der wirtschaftlichen Krise, dem Skandal und der Brandmarkung unbescholtener Persönlichkeiten zu profitieren, und sie schreckten – den Verlockungen der Anarchie und des Verbrechens nachgebend – im Umfeld einer billigen Massenpresse noch nicht einmal davor zurück, ihren Lesern Anleitungen für die Herstellung von Sprengstoffen an die Hand zu geben. Sie trieben ihre Selbstgefälligkeit so weit, daß sie auch noch die möglichen Opfer von Anschlägen beim Namen nannten. Im vollkommenen Bewußtsein der gegenseitigen Bedingtheit von Presse und Ereignis erfanden die Anarchisten folgerichtig die »Politik der direkten Aktion«. Einer dieser Anarchisten, Jules Bonnot, ein großer Neuerer auf dem Gebiet des Verbrechens, bediente sich systematisch der Presse, um die Chefs der Pariser Sicherheitspolizei zu verhöhnen. Und während der Belagerung des Gebäudes, in dem er am 28. April 1912 den Tod finden sollte, schreibt er: »Ich bin ein berühmter Mann. Das Renommee läßt meinen Namen in alle vier Himmelsrichtungen dieser Erde ertönen. Darüber können die vor Neid erblassen, die sich so viel Mühe geben, daß man über sie spricht.« In der gleichen Weise ruft die kriegstreiberische Presse am Vorabend des Ersten Weltkrieges die Patrioten zur Ermordung von Jean Jaurès auf – was dann am 31. Juli 1914 auch geschieht. Noch beinahe ein Jahrhundert später vergleicht der Fernsehmoderator und ehemalige Legionär Charles Villeneuve den französischen Fernsehsender TF1 mit einem »nukleargetriebenen Flugzeugträger, der ausgerüstet ist mit einer Fernsehsendung als taktischer Atomwaffe«! ... Es besteht folglich kein Zweifel daran, daß sich im Laufe der Zeit *ausschließlich die Träger ändern.* »Den Abstand aufzuheben, tötet«, sagte einst René Char. Die unentwegte Steigerung des Freisetzungspotentials der Medien bedeutet eine maßlose Annäherung dessen, was einst jedem von uns durch die Entfernung oder das Geheimnis verborgen blieb, uns damit fernlag und selbstverständlich fremd war; folglich bedeutet sie die Gefahr, hier und jetzt von neuem eine *Barbarei* (*barbaros,* der Fremde, der nicht dieselbe Sprache spricht) heraufzubeschwören, mit anderen Worten, *den Feind zu erfinden.*

Da der *Geist bewaffneter Männer immer ungewiß hin- und herwogt,* billigten die alten Griechen ihren fahrenden

Rhapsoden, die ihnen in ihren Liedern von den Erscheinungen einer Welt berichten sollten, in der nicht alles, was geschieht – die sich in der unsichtbaren Bewegung der Zeit ereignenden Überraschungen, Zufälle, die Einbrüche des Unvorhersehbaren –, sofort wahrgenommen werden kann, das Privileg einer gewissen Blindheit zu. *Das, was selbst den Blicken der Alten entgeht, die mehrere Generationen dahinsterben sahen,* vermischt sich mit der ubiquitären Tyrannei rachsüchtiger Götter, die Gerüchte, Haß und böse Träume säen und in allem gegenwärtig sind, worüber man aber nichts weiß, außer vom Hörensagen ...[3]

Nach einigen Jahrtausenden beginnt man zu begreifen, daß unser eigentlich doch gottloses Zeitalter die Macht seiner Kommunikationsinstrumente immer noch mit den bedrohlichen Attributen der Theokratie schmückt und daß die heute in Frage gestellte wunderbare Glaubwürdigkeit der Medien vielleicht nichts anderes war als die letzte Konfiguration einer ehemals übermenschlichen Unfehlbarkeit: Zu Beginn des 19. Jahrhunderts konnten es sich die großen amerikanischen Zeitungen noch erlauben, weniger als Nachrichtenquellen aufzutreten denn als »Wortführer des Evangeliums« und als Zensoren in Gesellschaft, Wirtschaft und Politik. Die *New York Tribune* (mit einer täglichen Auflage von 200 000 Exemplaren im Jahre 1860) trug den Beinamen »The Great Moral Organ«, und F. Luther Mott ordnete sie in ihrem Stellenwert gleich *hinter der Bibel* ein!

Seit unvordenklichen Zeiten traten die »Götter« immer auch als Überträger auf: So verbanden etwa die Ägypter den Namen des altägyptischen Gottes Thoth (des Schöpfers des Wortes und der Schrift) mit dem von Hermes, der zum Mittler wird und dessen Aufgabe darin besteht, Nachrichten zu überbringen, über die Wandlungen und Übergänge zu verhandeln, aber auch zu führen, zu täuschen, zu lenken und zu verwirren ..., eine Tradition, die sich in den zahlreichen geflügelten und vielgestaltigen griechisch-lateinischen Inkarnationen von Hermes-Merkur fortsetzt. Infolgedessen zeichnen sich die ersten Medien, die am »Geheimnis der Götter« teilhaben, durch Hermetismus aus. Und in der Tat konnte die Korrespondenz, die durch die Überbrückung der Entfernung dem Eintritt des Ereignisses vorausgeht, mit dem »Es stand geschrieben« des *fatum* verschmelzen ... Im sechsten Gesang der *Ilias* wird beschrieben, daß Prötos den Bellerophontes, den er vernichten will, nach Lykia sandte und ihm »traurige Zeichen / Gab ..., Todesworte geritzt auf gefaltetem Täflein: / Daß er dem Schwäher die Schrift darreicht', und das Leben verlöre«. Kryptogramme, deren Bedeutung nur einer kleinen Zahl von Eingeweihten vorbehalten ist und die trotz der Entfernung Rätsel übermitteln, in eine Baumrinde oder in einen Fels geritzte semantische Signale, die in Erwartung eines vorbeiziehenden Nomaden eine Verabredung festlegen, einen Weg bezeichnen.

Sobald sich der Gebrauch einer einzigen Sprache und einer einzigen Schrift allgemein durchsetzt und zum Garanten demokratischer Gesetze wird, entstehen antipodisch dazu schon bald neue Briefcodes. So nimmt etwa Plutarch Bezug auf die geheimen Methoden der Korrespondenz bei den Spartanern. Dennoch soll die Kryptographie im eigentlichen Sinne – der Austausch von Zahlen, Worten und Symbolen – semitischen Ursprungs sein. Der Prophet Jeremias gilt als einer der ersten, die sich ihrer bedient haben, lange bevor die Machthaber, wie etwa die gottgleichen Cäsaren, Varianten ihrer einfachen Verwendungsformen anwenden.

Vom Geheimnis der Nachricht als Aneignung des göttlichen *fatum* mußte man zu deren entschiedener

Unterschlagung übergehen: Die Militärregimes im alten Griechenland – wie die (spartanische) Timokratie – basierten auf einer arithmetischen Teilung des (Beute-)Gutes sowie auf einer geometrischen Teilung des Raums (Kolonisation). Die mit dem Ende lokal begrenzter Schlachten und dem Entstehen der großen hellenistischen Staaten verbundene Veränderung des Umfangs der kriegerischen Auseinandersetzungen machte eine Teilung der Information notwendig, die bald schon zu einer *Theorie der Mediatisierung* führte.

Im Verlaufe nur einer Generation weicht die noch stark an der homerischen Tradition orientierte *Historia* Herodots dem *Überjournalismus* eines Thukydides, der von den Kriegen berichtet, an denen er persönlich teilgenommen hatte. Unter Ausklammerung des Geheimnisses der göttlichen Eingriffe in das Geschehen interessiert er sich für die Augenzeugenberichte der direkt Beteiligten, wobei er den Nachweis ihrer Richtigkeit mit Hilfe eines Systems zum Vergleich der Informationen und einer seriösen kritischen Analyse erbringt.

Dennoch bewahrt die griechische Geschichte einen starken emotionalen Anteil, in dem die militärischen Notwendigkeiten des demokratischen Zusammenhalts zutage treten.

In der Tat *wird man genausowenig von einem Tag auf den anderen zum Bürger wie man von selbst zum Mörder wird.* Gemeinsame Rituale, ein bestimmter Zustand der Ekstase sind notwendig, um seinen eigenen Körper verlassen, sich verdoppeln, seine eigene *Identität* zugunsten der *Identifikation* mit einem *Krieger* aufgeben zu können, *der in der Polis bereits tot ist.*

Da sich eine Masse einfacher täuschen läßt als ein einzelner Mensch, ähnelt die Ausbildung der *öffentlichen Meinung* in Griechenland der militärischen Ekstase. Platon sagt, sie sei ein *Zwischending*, das zwischen dem Wissen und dem Nichtwissen hin- und herirrt, da es die Mannigfaltigkeit der Dinge fürchtet. Und er fügt hinzu, daß die sichtbare Welt der Bereich der Meinung sei. Sokrates wird sich besorgt zeigen über die Ausbildung der griechischen Kinder, eine Erziehung auf der Grundlage der Homerischen Erzählungen und dem Gesang der Rhapsoden, angefüllt mit Verbrechen, Inzest, Gewalt, Haß, Rache und familiärer Grausamkeit, die nach Meinung von Sokrates keine karthatische Wirkung auf die Kinder ausüben – nicht mehr im übrigen als die Tragödien, die sie ablösen werden –, sondern ganz im Gegenteil. Die Sänger der Tragödie *mit ihrer Fähigkeit, jedermann und augenblicklich zu rühren,* ziehen von Polis zu Polis. Sie ziehen die Menge in die Theater, die, wie das in Epidauros, bereits vierzehn- oder fünfzehntausend Plätze aufweisen. Das, was dort angekündigt, besungen, ausgemalt, kritisiert wird, erhält für alle *den Status des Sichtbaren.* Geheimnis und intime Wahrheiten werden fortan als ein Bruch mit der Massenkommunikation angesehen, da jede demokratische Wahrheit öffentlich gefunden, im Theater – genauso wie im Parlament oder vor Gericht – zu einem gemeinschaftlichen Gut werden muß. Infolgedessen macht Platon eine objektive Feststellung: Die Nachahmung der Erscheinung ist leicht herstellbar, nicht aber die Wirklichkeit. So wie ein Magier, der sich seiner Spiegel bedient, schnell, sehr schnell sogar, die Sonne und die Gestirne, die Erde, sich selbst sowie die anderen Lebewesen erzeugen kann, heißt es an anderer Stelle.

Bereits auf der Bühne des antiken Theaters hat man es also mit einem *Plagiat der sichtbaren Welt* zu tun, und das erste Massenmedium, dessen Funktion in der Lüftung des Geheimnisses und in der Meinungsbildung besteht, ist nichts anderes als eine Verfälschung der Wirklichkeit, eine Inszenierung mit wechselndem Dekor, Verkleidungen, Maschinen, *deus ex machina* … Platon bemerkt im *Staat* ebenfalls, daß es der demokratischen Stadt nicht an »Reizen« mangele, sie seien, so sagt er, ein echter »Trödlerladen mit Verfassungen« – eine Vitrine, in dem die ganze bunt zusammengewürfelte Vielfalt der optischen Täuschungen versammelt ist, »gleich einem bunten Kleid, geziert mit allen Farben, so mag uns auch diese Stadt in der Buntheit aller ihrer Sitten sehr schön erscheinen. Und vermutlich ... werden sie auch die meisten für die schönste erklären, wie die Kinder und Weiber, wenn sie etwas Buntes sehen.«[4] *Gibt es aber überhaupt Staaten,* fragt der Philosoph abschließend, *die nicht verdorben sind?*

Und auf dem Schlachtfeld, muß da nicht die Logistik der Disziplin der neuen demokratischen Armeen auch die vollständige Einverleibung der einzelnen Elemente in eine übergeordnete Einheit durchsetzen, die zu einer gemeinsamen Bewegung in der Lage ist? Suggestionen und Halluzinationen treiben Wildwuchs, die Zahl der Kriegsmaschinen wächst immer weiter an, die Brennspiegel verursachen Blindheit oder Brände, und als Hektor »der Held ... hin nach dem Knäblein streckt' ... die Arme; ... zurück an den Busen der schöngegurteten Amme / Schmiegte sich schreiend das Kind, erschreckt von dem liebenden Vater, / Scheuend des Erzes Glanz, und die flatternde Mähne des Busches, / Welchen es fürchterlich sah von des Helmes Spitze herabwehn«.[5]

Wenn man im antiken Griechenland die Demokratie der Tyrannei eines einzelnen oder einer kleinen Gruppe gegenüberstellt, dann behauptet man fortwährend, an die Stelle einer rohen, physischen Gewalt eine moralische Gewalt zu setzen, die ihre Berechtigung aus einer Massenmediatisierung bezieht, die sich aus dem Realitätsbegriff selbst ableitet. Infolgedessen ist es nur natürlich, daß in den Stadtstaaten, in denen man eine solche Kinodramaturgie praktiziert, einige selbsternannte Philosophen und Sophisten ab dem 4. Jahrhundert vor unserer Zeitrechnung immer perversere Überredungstechniken entwickeln. Daraus wurde die *antike Redekunst,* die sich kaum um den Wahrheitsgehalt beziehungsweise die Falschheit eines Sachverhalts kümmerte und sich darauf beschränkte, den Gang der laufenden Ereignisse zu beschleunigen und von der Unbeständigkeit der Welt zu berichten.

Wie Platons Thrasymachos, ein Jäger der Jugend und Vorteile jeder Art, selbsternannter Rhetoriker und gelegentlich Spitzel, der es aber dennoch ausgezeichnet verstehe, die Menge aufzubringen und sie dann wieder *wie durch Zauber* zu besänftigen. Für Lukian ist die Redekunst, wie das Gericht oder das Theater, »ein Kampf gegen die Starre der Bilder, die man zeigt, die aber weder Bewegungen noch Lebenszeichen aufweisen«. Seneca seinerseits vertrat die Ansicht, daß die Zusammenfassung eines Gedankens in einem Vers oder einem Motto ihm *die Kraft eines Wurfgeschosses verleiht, das ein starker Arm fortschleudert.* Die Redekunst ist weniger ein Kommunikationsmittel als vielmehr eine Kommunikationswaffe, bei der die Energie der Information häufig mit denunziatorischer, aggressiver Energie verbunden ist ... Niemand verstand es besser als Thrasymachos, eine Beschuldigung hinauszuschleudern oder zu widerlegen, bemerkt Platon. An den archäologischen Grabungsstätten wimmelt es nur so von Resten dieser demokratischen Redekunst, dieser *ostrakons,* Abfälle unzähliger Abstimmungen, bei denen es oft zu unwiderruflichen Entscheidungen kam, Tonscherben, gravierte Muscheln, auf denen Tag für Tag das kinodramatische Schicksal der *polis* sowie die Notwendigkeit für jedermann festgehalten wurde, *dort zu sein, wo alle anderen sind,* an demselben Punkt des Raums, der *agora,* dem Theater, dem Stadion, dem Gericht ... Der Ostrazismus ist häufig als eine *verkehrte Abstimmung* bezeichnet worden. Und in der Tat ist er wohl ein Relikt der Athymie und der einfachen Steinigung, des Kollektivmordes. Man kann sich jedoch auch fragen, ob die alte Tyrannei der ständig wachsenden Polis, dem städtischen Chaos im allgemeinen, überhaupt noch zu entsprechen vermochte, ob sie unter diesen veränderten Bedingungen ihre Wirksamkeit weiterhin entfalten konnte. Die bis zu einem allgemeinen Denunziationssystem entwickelte Massenkommunikation war auf dem »polizeilichen« Sektor sehr viel wirksamer.

Etwa so wie die Sprache der politischen Korrektheit – die sogenannte verbale Schärfe (*culturally sensitive*), an der momentan die amerikanische Demokratie leidet – den Beigeschmack von Lynchjustiz hat, zielte die antike denunziatorische Redekunst »in diesem unheilvollen System, das in der Anarchie endet, sich aber vorgeblich der Reduzierung aller Menschen auf einige wenige widersetzt« (Emerson), nicht darauf, Verbrechen und gegen die Polis gerichtete Angriffe zu bestrafen, sondern ihnen mit obsessiver Wachsamkeit in Form einer *permanenten statistischen Untersuchung* zuvorzukommen, sie von vornherein zu unterbinden.

Die Verbannung einer Gruppe oder einer einzelnen Person durch das Scherbengericht bedeutet die »Ausbootung« eines unerwünschten Menschen, desjenigen, der durch seine Ambitionen, seinen überragenden Geist oder die von ihm geleisteten Dienste möglicherweise die demokratische Maschine kaputtmacht; etwa so wie Herkules, der das Schiff der Argonauten deshalb verlassen mußte, weil er zu schwer war und das Schiff dadurch zu kentern drohte.

Die Analyse der Ergebnisse einer Volkszählung mit Hilfe von Lochkarten ermöglichte in den Vereinigten Staaten bereits 1890 eine schnellere und flexiblere

Auswertung der Statistiken. Hundert Jahre später, anläßlich der französischen Wahlen im September 1992, war die Rolle der *im Fernsehen ausgestrahlten Umfrageergebnisse* bedeutender, beeindruckender als je zuvor. Unter dem Vorwand einer *Demokratisierung der Information* faßte man sogar ins Auge, ihre Ausstrahlung entgegen den gesetzlichen Bestimmungen bis unmittelbar vor die eigentliche Wahl fortzusetzen. Es gab Stimmen, wie etwa die von René Rémond, die im Zusammenhang mit den Wählerumfragen von einem *ersten Wahlgang* sprachen.

Eine weitere Skizze zur kommenden *kathodischen Demokratie*: In einigen Wahlkreisen hat man zum Zwecke einer elektronischen Erfassung der Stimmen und der damit verbundenen beschleunigten Veröffentlichung der Ergebnisse erstmals den Gebrauch von Wahlchips getestet.

Jedes Regime bleibt zu Beginn seiner Herrschaft unerkannt, weil es – genauso wie ein Sohn bestimmte Züge seines Vaters beibehält – bestimmte Züge des vorherigen Regimes beibehält. Auf ebendiese Weise sind wir, ohne es zu bemerken, von der einfachen statistischen Erfassung zu einer neuen Form der *Repräsentation,* der virtuellen Theatralisierung der realen Welt übergegangen. Es hat bis zur Fusion/Konfusion der Information mit der Informatik gedauert, bis es zu derjenigen der *Geheimhaltung mit der Geschwindigkeit* kommen konnte. Angefangen hatte es mit den ersten militärischen Dekodierern – Vorläufern unserer Computer und unserer Software, gleichzeitig aber auch Erben der obsessiven Wachsamkeit und Voraussicht der antiken Demokratien –, die während des Zweiten Weltkriegs einsatzfähig wurden. Mit der Möglichkeit der Übertragung und der Bearbeitung der Nachricht und des Bildes in Echtzeit wird man dann der Versuchung ausgesetzt sein, jedes abweichende Verhalten der Zuschauer zu korrigieren und *Erfolgsquoten* (die Macht der korrekten Vorhersage) zu erreichen, die diejenigen der klassischen statistischen Methoden auf dem ökonomischen wie auf dem militärischen, industriellen und bald sogar auf dem politischen Sektor übertreffen.

Hing das Schicksal des Stadtstaates von der Verpflichtung eines jeden einzelnen ab, sich dort zu befinden, wo die anderen sind, so ist die Fernsehumfrage für die Opfer der vielfachen Einsamkeit nur noch eine schwache Simulation der antiken Versammlung, des Urnengangs der Bürger und der Endabstimmung.

Wir sahen bereits, daß der immer kürzer werdende Abstand zwischen der Schnelligkeit der Prognose und der Langsamkeit der eigentlichen politischen Handlung einige Menschen dazu verleitet, letztere mit der vorschnellen Präsentation der Ergebnisse auf dem Fernsehbildschirm zu verwechseln. Warum sollte man nach den *wargames* und anderen Reaktions-Spielen nicht auch *binäre Politik-Simulatoren* zulassen, eine elektronische Abstimmung im Wohnzimmersessel, die unmittelbaren Einfluß ausübte, ein »Trödlerladen mit Verfassungen«, der zu einem *kathodischen Schaufenster* würde – eine *Demokratie-Software*, deren »politisch korrekte« Programme in der Hand einer nur kleinen Zahl eingeweihter Informanten lägen. Seit langem schon arbeitet man an dem Prinzip dieses neuen interaktiven Spiels, das im amerikanischen Präsidenten Richard Nixon Anfang der sechziger Jahre einen glühenden Verfechter hatte.

Tennyson behauptete, daß die Demokratien auf gleichsam anarchische Weise die Voraussetzungen für ihr eigenes Verschwinden und die Wahrscheinlichkeit einer Rückkehr zur Tyrannei bedeuten. Und genauso stürzt uns die anarchische Aufteilung der Repräsentationstechniken dadurch, daß sie die Implosion der sichtbaren Welt verursacht, die die Domäne der öffentlichen Meinung war, in die letzte Phase der politischen *Mediatisierung*, die als Privileg einer immer kleineren Gruppe zufällt. Und diese wird dann zum Bewahrer einer letzten Verquickung der Lichtgeschwindigkeit (Geheimhaltung) mit der mißbräuchlichen Beredsamkeit von Zahlen, Nachrichten und Bildern (Information).

Schrumpfeffekt

Leben bedeutet, vor den
eigenen Dimensionen
die Augen zu verschließen.
E. M. Cioran

Mit der Beschleunigung gibt es kein Hier und Da mehr, sondern nur noch die geistige Vermischung des Nahen mit dem Fernen, der Gegenwart mit der Zukunft, des Realen mit dem Irrealen, die Vermischung der Geschichte und der Geschichten mit der furchteinflößenden Utopie der Kommunikationstechniken, einer Informationsusurpation, die sich auf ihrem Vormarsch so lange mit den Lumpen der Fortschrittsideologien verkleidete, die sich jedes Urteils enthielten und über die Merleau-Ponty gegen Ende seines Lebens sagte: »Wenn schon identische Wörter wie Idee, Freiheit, Wissen, in Ermangelung eines einzigen Zuschauers, der sie auf einen Nenner bringt, hier und da einen je unterschiedlichen Sinn besitzen, wie sollten wir es dann noch glauben können, daß aus den unterschiedlichen Philosophien eine einzige Philosophie erwächst?« Obwohl die Menschen des 19. Jahrhunderts nicht denselben Platz zur selben Zeit einnahmen, konnten sie dank der optischen Illusion der Kinolinse darauf hoffen, schon bald *ein und derselben Zeit* anzugehören, wenn sie nur mit den Geschwindigkeitsexzessen der Übertragungs- und Verkehrsmittel rechneten: »Die Entwicklung der Kultur ähnelt dem Vormarsch einer Armee ... Ich lebe vielleicht im Jahre 1908, mein Nachbar aber lebt um 1900, und der dort im Jahre 1880 ... Der Bauer in den Hochtälern Tirols lebt im 12. Jahrhundert ... Länder wie Amerika, in denen es weder Nachzügler noch Marodöre gibt, mögen sich glücklich schätzen.«[1]

Adolf Loos und die Theorie Darwins, die er während der Weltumseglung mit der *Beagle* entwickelte, stimmen darin überein, daß mit der Größe der Entfernung zwischen hier und da die Urbevölkerung in einer um so weiter zurückliegenden, vorgeschichtlichen, von der Bewegung des Fortschritts unberührt gebliebenen Zeit zu leben scheint.

Sobald die Auswirkungen der Beschleunigung der Kommunikationstechniken diese raum-zeitliche Perspektive zunichte gemacht haben, besteht für alle Menschen dieser Erde die grundsätzliche Möglichkeit, sich selbst eher für *Zeitgenossen* denn für *Bürger* zu halten und gemeinschaftlich vom klar umrissenen und kontingentierten Raum der alten Staatsnation (oder eines Stadtstaates) zur atopischen Gemeinschaft eines Planetenstaates hinüberzugleiten.

Wenn die ersten Gazetten (vom italienischen *gazetta* – Kleingeld) in Frankreich *courants* genannt wurden, so ist dies ein früher Hinweis auf den neuartigen Staatsstreich der Information. Dieser vom lateinischen *currere* abgeleitete Begriff zeichnet sich durch seine Bedeutungsvielfalt aus und bezeichnet sowohl die Schnelligkeit einer räumlichen Bewegung von hier nach dort als auch das, was *zeitlich noch im Gange ist*, was noch nicht abgeschlossen ist, wenn man es schreibt oder liest. Und bevor er zu einer Zeitung wurde, war der Courant in der Tat eher ein Tagebuch, ein Bericht über wichtige Versammlungen, über Fernreisen oder ein Navigations-Logbuch ...

Auch waren die Gazetten einfache Briefe, eine nur einem eingeschränkten Leserkreis – mit seinen Gerüchten, seinem Klatsch und seinen Neuigkeiten – vorbehaltene private Chronik, eine Schreibkunst, die im 17. Jahrhundert einen Bruch mit den Techniken und den Regeln der klassischen Literatur darstellt. Madame de Sévigné beispielsweise nannte ihre Briefe Gazetten, womit sie die Richtigkeit der Überlegung von Marcel Proust belegt: »Sie (die Marquise) stellt die Dinge nicht in der logischen, kausalen Ordnung dar ...«

Unter Ludwig XV. boten die zerstörten Galerien des Franziskanerklosters (Les Cordeliers) den *sprechenden* und *zuhörenden* Novellisten Zuflucht. In Frankreich sollte die Presse tatsächlich an öffentlichen Orten dieser Art entstehen, an denen *Wechselbörsen* zwischen Abnehmern und Lieferanten von schriftlichen oder mündlichen Informationen stattfanden, die man als *pelotons* bezeichnete und die eine Art entfernte Vorgänger der großen internationalen Agenturen wie Havas (gegründet 1830), Reuter in London, Wolf in Berlin oder Associated Press in New York waren.

Die mondänen und politischen Novellisten verkehrten in den literarischen und philosophischen Salons oder Zirkeln, den politischen Cafés wie dem Procop, auf den Promenaden, in den Tuilerien, bei den Feuillants[2], in den Ladengalerien des Palais Royal, dem zeitgenössischen Zentrum des Kosmopolitismus, der Prostitution, der Spiele und der Polizeispitzel.

Im Juni 1789 formulierte Arthur Young sein Erstaunen über die Vielzahl der täglich in Paris erscheinenden illegalen Broschüren und über die Aufruhrstimmung, die gerade am Palais Royal im Umfeld erhitzter Redner herrsche. Wenig später sicherte Artikel XI der Menschen- und der Bürgerrechtserklärung der Presse, die nach Young in erster Linie der Verbreitung von aufrührerischen Ideen, Verleumdungen und falschen Nachrichten diente, die uneingeschränkte Freiheit zu.

Von einem Tag auf den anderen erscheinen dreihundert Presseorgane dieser Art, die meisten davon in Paris, und die Bevölkerung sah sich erstmals den täglichen Verführungen eines *Informationsinstruments* ausgesetzt.

Die öffentlichen Blätter nehmen also ihren Platz ein inmitten »vieler anderer theatralischer Abenteuer, deren dramatischer Reichtum den französischen Revolutionären die Episoden ihrer Freiheit verschönten ...«.[3] *Eine Masse ist leichter zu täuschen als ein einzelner Mensch.* Es ist dann nicht mehr nötig, lesen zu können, denn die Ausrufer und Zeitungskolporteure schreien bei ihrem Zug durch die Straßen der Hauptstadt die Schlagzeilen und verblüffenden Neuigkeiten heraus und hetzen auf diese Weise die Bevölkerung auf, eilen den Ereignissen voraus, verursachen Panik, Massaker, Aufstände ... Diese tendenziöse Presse nahm die Verhaftung und die Hinrichtung Robespierres und seiner Gefährten um drei Tage vorweg. Das war ihr vielleicht deshalb möglich, weil Robespierre noch glaubte, daß die *Geschichte,* wie die der antiken Stadt, *eine mit Jetztzeit aufgeladene Vergangenheit* sei, während die Presse, mitgerissen vom Freisetzungspotential der neuen Medien, bereits gänzlich in der Zukunft war.

Später notierte Victor Hugo in *Actes et Paroles* (1875): »Jede Geschichte ist die Geschichte der Vergangenheit. Die Geschichte der Revolution ist die Geschichte der Zukunft. Die Errungenschaften der Revolution verdanken sich dem nach vorn gerichteten Blick ... In dem, was sie für uns einbrachte, ist mehr verheißenes Land als gewonnenes Terrain, und in dem Maße, wie eine dieser zukunftsträchtigen Errungenschaften zu einem menschlichen Gut wird, tritt ein neuer Gesichtspunkt der Revolution zutage ...« Die vorauseilend erobernde Revolution, die zwar angestrebte, sich aber noch entziehende Totalität, das *verheißene Land,* alle diese Ausdrücke bleiben so lange sinnleere Worthülsen, wie sie sich nicht auf eine technologische Revolution beziehen, die in der Geschichte der Repräsentation und damit in der Repräsentation der Geschichte gleichzeitig eine neue Wahrnehmung sowohl des Raums als auch der Zeit auslöste.

Nach Jahrhunderten der Monarchie wurde die erste Republik *innerhalb von drei Tagen* aus einem Informationsereignis heraus geboren: aus der Ankündigung des Sieges der französischen Truppen über die preußische Armee am 20. September 1792 bei Valmy und dem damit verbundenen Ende der preußischen Invasion. Am 21. September erklärte der Konvent das Königtum für abgeschafft, und am 22. beschloß er, daß fürderhin eine neue Zeitrechnung und ein neuer Kalender, beginnend mit dem Jahr I der Französischen Republik, eingeführt werden.

Im Gegensatz zu allen ihren historischen Vorläuferinnen geht diese Republik nicht aus einem Aufstand hervor, sondern aus der unmittelbaren Verwirklichung einer Mediatisierung, die total sein will, aus der Schaffung eines technischen Sachverhalts gegenüber einem Rechtsstaat, der in Abhängigkeit von ersterem geraten sollte. Einige Monate vor Ausrufung der Ersten Republik hatte der Physiker Claude Chappe der gesetzgebenden Versammlung seinen optischen Telegraphen »als ein sicheres Mittel zur Einrichtung einer Korrespondenz« vorgestellt, »mit dem die gesetzgebende Versammlung ihre Befehle bis an die Grenzen des Landes senden kann und die Antwort noch *im Verlauf der Sitzung* erhält«.

Ein weiterer wichtiger Aspekt: Chappe sieht in seinem Telegraphen ein Mittel, mit dem eine noch junge Presse, deren Aktionsradius, wie Young anmerkt, noch kaum über die Grenzen von Paris hinausreicht, der Weg gewiesen werden kann. Chappe schrieb an Lakanal: »Die Einrichtung des Telegraphen ist die beste Antwort auf die Publizisten, die glauben, daß *Frankreich zu groß sei*, um eine Republik zu errichten. Der

Telegraph verkürzt die Entfernungen und versammelt in gewisser Weise eine riesige Bevölkerung an einem Punkt.«[4]

Hierbei handelte es sich vielleicht noch nicht um den geographischen Punkt der antiken Agora, aber es handelte sich bereits um *dieselbe Zeit, beinahe jedenfalls* ... Barère, der davon träumt, das Territorium Frankreichs in ein »großes Feldlager« zu verwandeln, kündigt am 17. August 1794 die telegraphische Übermittlung der Nachricht von der Einnahme Le Quesnoys an: »Durch diese Erfindung«, so erklärt er vor dem Parlament, *»verschwinden die Entfernungen zwischen den Orten ...«*

In der Tat hat der Zusammenprall des Nahen mit dem Fernen seit dem 17. Jahrhundert beachtliche Fortschritte erzielt: die »Überwachung des Himmels« durch den Bau von nationalen Observatorien, die von Halley stammende Idee einer »astronomischen Einheit«; 1783 der Flug der Montgolfiere, dem Aerostat, das im darauffolgenden Jahrhundert höher als 11 000 Meter aufsteigen sollte ...[5]

Der Ehrgeiz der meisten Ballonfahrer bestand weniger darin zu *fliegen*, als vielmehr darin, von *oben zu sehen*, wie der Icaromenippos des Lukianos aus Samosta[6], der sich nicht mehr damit zufriedengab, sich auf seinem Weg nach den Sternen zu richten, sondern der durch die Sternenwelt reist und auf den Mond fliegt, von wo aus er sieht, wie klein die Erde ist. Vom Mond aus besehen, erscheint sie kleiner als der Mond von der Erde aus.

Genauso verfährt August Wilhelm Schlegel, ein Zeitgenosse des ersten Flugs der Montgolfiere, als er in einem seiner Aufsätze zur Kunst die Bemerkungen der drei jungen Kunstliebhaber beim Betrachten des Elbtals ersinnt: »Alle Landschaftsmalerei ist doch nur eine Art von Miniatur«, sagt der Bildhauer Waller, an seinen Freund Reinhold gewandt, »... wie muß er (der Landschaftsmaler, B. W.) ein hohes Gebirge, den grenzenlosen Ozean auf seiner Leinwand zusammendrängen!« *»Es drängt sich von selbst zusammen«*, entgegnet Reinhold sofort.

Und er erläutert Waller, wie es vor sich geht: zunächst einmal müsse man sich willentlich von der unermeßlichen Größe der Landschaft lösen, die nach allen Seiten hin den Blickwinkel überschreitet und *uns unsere Kleinheit ermessen läßt.* »Blicken Sie nur durch eine kleine Fensterscheibe oder durch die hohle Hand ins Freie hinaus, und welche Menge von großen Gegenständen wird Ihr Auge erfassen. ... *Das Auge an sich kennt nur die scheinbare Größe in ihrem Verhältnisse untereinander.*«

Dann schwärmt er von der Luft- oder Vogelflugperspektive, eine im 18. Jahrhundert sehr beliebte Darstellungsform: »Da in diesem Zweige der Kunst die Luftperspektive vorzüglich zu Hause ist, so hat sie das Mittel ganz in ihrer Gewalt, auf einem kleinen Raume das Große groß darzustellen. Es läßt sich sogar denken, daß sie in das Kolossalische überginge.« [7] An der Grenze zur Kartographie, deren Maßstab die visuelle Täuschung wäre, würde das Gemälde zu einer *riesigen Miniatur.*

Da wir uns solche Dimensionen, die das Auge nicht imstande ist zu erfassen, lediglich denken, da Raum und Zeit für uns nur Vorstellungen sind, können die Wahrnehmungs- und Kommunikationswerkzeuge ein Paradox der Erscheinungen erzeugen, das darin besteht, die Größe des Universums in einem anhaltenden *Schrumpfeffekt* zusammenzuziehen.

»Leben bedeutet, vor den eigenen Dimensionen die Augen zu verschließen«, sagte Cioran. So wie es möglich ist, die endlos weite Landschaft, die sich Ihnen zu Ihren Füßen darbietet, zusammenzuziehen, kann die geschichtliche Vergangenheit, die uns unablässig auf die Lächerlichkeit unserer eigenen Dimensionen stoßen läßt, zusammengezogen werden. Auch Victor Hugos Phantasie, die »vorauseilende Eroberung« einer maßlosen Revolution, soll sich in ganz Frankreich innerhalb weniger Stunden, ja sogar weniger Minuten, im zeitlichen Rahmen einer Parlamentssitzung abspielen können. Diese trügerische technische Beherrschung einer *schrumpfenden Totalität* macht die Beschleunigung der Geschichte sichtbar, und ihre Gegner, die man vergißt oder exekutiert, erscheinen Robespierre und seinen Anhängern wie »kleine menschliche Gestalten«, so als würden sie sie nur noch von weitem sehen, sie kaum noch erkennen. Auch wird der unmittelbare Nutzen der Einführung eines neuen republikanischen Kalenders, beginnend mit dem Jahr I, offenbar, der unter Berufung auf den Rationalismus angeblich Tabula rasa macht mit der Vergangenheit, vor allem aber die *religiöse Langzeit* abschafft, die sich an einer biblischen Chronologie orientierte, deren Zeiteinheit das Jahrtausend war.[8] Auf diese Weise versuchten die französischen Revolutionäre zum einen eine bestimmte jüdisch-christliche Praxis außer Kraft zu setzen, darüber hinaus wollten sie aber vor allem die Beschleunigung der Geschichte an die Kürze der menschlichen Lebenszeit anpassen, wobei sie sich am Vorbild wissenschaftlichen Experimentierens orientierten, das seinerzeit noch beschränkt war auf von wenig entwickelten Wahrnehmungs- und Kontrollmethoden abhängige Beobachtungen und deshalb oftmals lediglich den Zeitraum weniger Jahrzehnte abdeckte und somit voreilige Schlüsse zuließ. Genauso wie die offizielle Wissenschaft konnten sich die Pseudowissenschaften und Geschichtsphilosophien seit der Revolution unverfroren in die Sackgasse der kurzlebigen Gewißheiten des Positivismus begeben. In seinem Bericht vom August 1794 erklärte Lakanal, daß der optische Telegraph der schnelle Bote des Denkens sei und mit ihm *einen Wettlauf austrüge.* Die noch junge bedrohte Presse nahm die Herausforderung durch den Informationskomplex an, der in erster Linie für das Militär, die Politiker und die Staatspolizei von Interesse war. Sie sollte den Beweis dafür erbringen, daß die Einbildung eine *Geschwindigkeitsüberschreitung* des Denkens ist, mit deren Hilfe die relative Langsamkeit der traditionellen Übertragungsmittel behoben werden könne und man fortwährend dem Ereignis voraus sei. »Die Presse«, erklärte Gaston Leroux, »das ist nicht jetzt, sondern das vor uns Liegende.« Und im Jahre 1915 stellte Karl Kraus die Frage: »Wie wird die Welt regiert und in den Krieg geführt? Diplomaten belügen Journalisten und glauben es, wenn sie's lesen.«[9] *Die Beschreibung der Sache wird wichtiger als die Sache selbst,* aber bevor sie diese sehr effektive Macht erlangt, muß die Presse zunächst einen *grauen Markt der Information* schaffen, auf dem *Realismus eine Illusion* ist, wie Maupassant sagte.

Im 19. Jahrhundert findet also ein Umschichtungsprozeß im Bereich der industriellen Aktivitäten statt, über die die Presse eine unauffällige Kontrolle ausübt: Die optischen und elektrischen Telegraphen unterliegen teilweise nicht dem staatlichen Monopol, werden zunächst im Handelsverkehr – im Schiffs- und Eisenbahnverkehr – und schließlich im öffentlichen Bereich eingesetzt; im Jahre 1850 wird auf der Hauptpost von London zum erstenmal ein elektrischer Telegraph benutzt, in Frankreich erstmals 1856. Etwa zur gleichen Zeit erscheinen auf den Bahnsteigen Kioske und Buchhandlungen. Das Amalgam aus Nachrichtenvermittlung, Transport von Reisenden und Waren und zu guter Letzt dem Bereich, dem die Aufgabe zufällt, die Lücken der Fernkommunikation zu schließen und das Szenarium dafür zu entwickeln, was einmal die *virtuelle Realität* werden könnte, das heißt die Erfindung einer

Literatur mit chronikhaftem Charakter, des Feuilletonromans – dieses Amalgam ist für ein immer gehetzteres und immer zahlreicher werdendes städtisches Publikum bestimmt. In Frankreich erscheint das erste Feuilleton im Jahre 1800 im *Journal des débats.* Weder romanhaft noch politisch, ist es mit seinen vermischten Nachrichten, seinen Anzeigen, Kunst- und Theaterkritiken, seinen Rezepten, Reiseberichten usw. bereits eine Substruktur des alltäglichen Lebens. Als es Emile de Girardin gelang, die billige Massenpresse und die ihr traditionell ablehnend gegenüberstehenden französischen Schriftsteller miteinander zu versöhnen, brauchten diese nur noch aus dem Reservoir sozialer Schilderungen der »Feuilletons« zu schöpfen, um sich schnell inspirieren zu lassen und neue Schulen zu gründen, so etwa den Realismus und den Naturalismus, nicht zu vergessen die Kriminalromane oder die Berichte der »rasenden Reporter«.[10]

Während seiner Zeit als Journalist in England vertrat Stendhal die Ansicht, daß der Roman ein Spiegel sei, den man auf seinem Weg durch das Leben vor sich herträgt. Charles Dickens wandte die Gesetze einer von der Beschleunigung beherrschten Presse direkt auf sein literarisches Werk an. Der junge Journalist war vom *Morning Chronicle* aufs Land geschickt worden, um von dort täglich seine Berichte zum Wahlkampf zu übermitteln. Seinen Text schrieb er nachts in einer fahrenden Postkutsche. Die einzelnen Teile seiner Reportagen wurden im Zuge ihrer Fertigstellung an reitende Boten übergeben, deren Standort man vorher genauestens bestimmt hatte. Sein ganzes Leben lang unterwarf er sich diesem Rhythmus, denn der monatliche Veröffentlichungsmodus der einzelnen Episoden seiner Romane brachte es für ihn mit sich, daß er sie niemals früher als zwei Wochen vor dem Erscheinungstermin fertigstellte.[11]

Dickens berichtet, daß er einmal beobachtete, wie eine Leserin nach einer monatlichen Lieferung von *David Copperfield* (1849) fragte. Als der Angestellte ihr das Heft gab, überflog sie es und sagte: »Oh, das habe ich schon gelesen. Ich wollte das folgende Heft.« Und er kommt zu dem Schluß: »Als ich das hörte, und weil ich wußte, daß ich von dem, worauf sie wartete, noch kein einziges Wort geschrieben hatte, habe ich zum ersten und einzigen Mal in meinem Leben ... einen Schreck bekommen.«

Die Beschleunigung der Information führte zu ihrer Entregelung, die Einbildung löste die Realität der Fakten ab, Journalisten und Publizisten gaben sich dem gefährlichen Spiel der Prognosen hin. So rechnete die französische Presse im Jahre 1927 fest mit der erfolgreichen Überquerung des Nordatlantiks durch Nungesser und Coli an Bord ihres Flugzeugs *L'Oiseau Blanc*. Sämtliche Zeitungen berichteten ausführlich und detailliert über die triumphale Ankunft der beiden Piloten in New York, über die Freude der Helden und der rasenden Menschenmenge, über die geschichtsträchtigen Worte, die sie bei dieser Gelegenheit sprachen ... In genau dem Moment, in dem die Ankündigung der erfolgreichen Pionierleistung die Auflagen ansteigen ließ, waren die gefeierten Helden bereits mitsamt ihrem Flugzeug irgendwo vor der niemals von ihnen erreichten Küste Amerikas im Atlantik verschwunden. Trotzdem wußten sich die Redakteure und Journalisten aus der Affäre zu ziehen, indem sie sowohl die Regierung als auch die zuständigen Minister für den Irrtum verantwortlich machten, denn man sei angeblich falsch von ihnen informiert worden. Bemerkenswert an dieser Angelegenheit ist, daß die Leser tatsächlich den französischen Ministern die Schuld gaben und der Presse nichts nachtrugen. In der Tat machten die Abonnenten seit langem schon keinen Unterschied mehr zwischen der Illusion der Ferninformation, der Virtualität des Feuilletonromans und dem Reiz der von den großen Tageszeitungen organisierten Glücksspiele, wie Tombolas, Lotterien, Preisfragen ..., ganz zu schweigen von den Börsenberichten, den Horoskopen und den großen dromologischen Ereignissen, wie Rallyes, Pferderennen, Wettläufe, Autorennen, Radrennen, Luft- und Seewettfahrten oder -rekorde. In noch größer angelegter Form organisierte die internationale Presse gefährliche Fernexpeditionen, um den Friedenszeiten etwas Würze zu verleihen. Auf diese Weise besaßen die blasiertesten Leser die Möglichkeit, einen Sou oder einige Pence (den Preis für ihre Zeitung) auf den erfolgreichen Ausgang von so mythischen Abenteuern zu setzen wie der Eroberung des Nordpols (1909), der Ersteigung des Mount Everest oder auf die Chancen des vom *New York Herald* für die Suche des in Afrika verschollenen Livingston engagierten Entdeckers John Rowland Stanley (1871).

Alle berühmten Romanciers oder Schriftsteller waren irgendwann einmal Berichterstatter, Kritiker oder Kriegskorrespondenten.[12] Auf diese Weise kontrollierte die Presse fast vollständig die Buchindustrie und »übte einen solchen Einfluß auf die Künste, die Literatur und das Denken aus, den weder Fürsten noch Magistrate, Mäzene oder Zensoren jemals auszuüben gewagt hatten«, schrieb Louis Veuillot, der behauptete, daß die Zeitschriften am Ende das Buch töten würden. Nicht aber die Zeitschriften oder die manipulierten Literaturpreise sollten das Buch töten, sondern die »große Literatur« neigte sich in genau dem Moment ihrem Ende entgegen, in dem mit dem durch die Beschleunigung der Übertragungs- und Transporttechniken erzeugten Schrumpfeffekt auch die geographischen Entfernungen schwanden.

Hugo sprach gegenüber den Journalisten von »gesehenen Dingen«, Cendrars denkt einige Jahrzehnte später an »Wort-Photographien«, und 1928 sagte Mac Orlan in den *Annales* voraus: »In 25 Jahren werden alle Schriftsteller-Reporter mit einer Kamera umgehen können.« Man muß kein Schriftsteller sein, um einen Kamera-Stift zu handhaben. Die Romanschriftsteller-Reporter verschwanden sehr schnell wieder von der Bildfläche, und die Journalisten wandten sich der Literatur zu ... Der Literaturkritiker der Zeitung *Petit Parisien,* Henri Béraud, ein Freund von Albert Londres, erhielt 1922 den wichtigsten französischen Literaturpreis, den Prix Goncourt. Im Verlag Albin Michel sollte er die Reihe »Große Reportagen« herausgeben und so den *Journalismus im Buchhandel* einführen.

Zwei entscheidende Ereignisse waren es, die diesen ersten Niedergang der Schrift verursachten. Im Laufe der zwanziger Jahre wurde die Vorführung von Nachrichtenfilmen zu einem festen Bestandteil der normalen Kinoprogramme. Wegen der langen Zeit, die Montage und Vorführung dieser Filme in Anspruch nahmen, blieb das Nachrichten-Kino in seiner Entwicklung stecken. Dieser *Geschwindigkeitsverlust* begünstigte so lange die Presseorgane, die *first with the news* blieben, bis die drahtlose Telegraphie, die zunächst ausschließlich militärischen Zwecken diente, sich ihrerseits zu einem Massenmedium entwickelte. 1924 wurde die Antenne auf dem Eiffelturm »entmilitarisiert«, und ein Journalist, Maurice Privat, richtete unter dem Nordpfeiler ein kleines Rundfunkstudio ein. Die erste RUNDFUNKNACHRICHTEN-Sendung fand am 3. November 1925 statt. Sie begann täglich um 18 Uhr, und um 21 Uhr folgte ein Musikprogramm. Dies war zugleich der Anfang der Werbereklame und der ersten Formen des Teleshoppings.

Auf den Tag genau fünf Jahre zuvor hatte Westinghouse in den Vereinigten Staaten die erste offiziell genehmigte kommerzielle Rundfunkstation gegründet, die KDKA. Das erste Programm war politischer Natur und bestand aus der Bekanntgabe der Wahlergebnisse der Präsidentschaftswahl Harding/Cox. In Wahrheit verdankte die kleine Radiostation die von ihr eifrig übermittelten und im übrigen falschen Ergebnisse der Pittsburgher *Post.* Die Rundfunkübertragungen blieben über einen langen Zeitraum hinweg abhängig von den Investitionen der großen Tageszeitungen sowie der starken Infrastruktur der internationalen Presseagenturen. Trotzdem sendete man ab 1924 landesweit Werbung im Rundfunk, und 1925 wurde die Kommunikation durch drahtlose Telegraphie von einem zum anderen Ende des Kontinents einsatzfähig.

Sehr bald schon hatte sich bei den Radiostationen die Politik durchgesetzt, nicht mehr nur Wissen zu vermitteln und zu informieren, sondern zu zerstreuen und zu amüsieren, eine möglichst große Zuhörerschaft zu gewinnen, wofür sie über ein besonderes Mittel verfügten: eine universelle Musiksprache, mit deren Hilfe sich die kinodramatische Wirkung der Schrift und insbesondere des Romans erneuern ließ ... Jedenfalls bis zu diesem denkwürdigen 23. Oktober 1927, der mit dem Beginn des Tonfilms und dem Triumph des Films *Der Jazzsänger* den Eintritt des kommerziellen amerikanischen Kinos in ein neues Zeitalter markiert. Dieser Film ist die Geschichte eines Weißen, des Sohnes eines jüdischen Kantors, der sich schwarz schminkte, um Jazzmusiker zu werden ... Die Mehrdeutigkeit der Handlung, der Rollentausch, der Wechsel der ethnischen Zugehörigkeit, der Kultur, das beinahe völlige Fehlen von Dialogen deuteten bereits auf die *gewaltige musikalische Logistik* der Vereinigten Staaten hin, auf die gleichsam militärische Konditionierung der Musik sowie auf ihre kodierten

Rhythmen, die zurückgingen auf archaische Musikformen, die verbunden sind mit Begriffen wie Entfernung, Klangfarbe und Echo.

Mit Beginn der großen Wirtschaftskrise in den dreißiger Jahren gingen die Werbeeinnahmen der Zeitungen mit einemmal drastisch zurück, während die der drahtlosen Telegraphie weiter Zuwächse verzeichneten. In der Folge erklärten die großen Zeitungen dem Radio den Krieg, und die Presseagenturen entschlossen sich dazu, keine Informationen mehr an die Radiostationen zu verkaufen, die sie fortan selbst einholen mußten. Das Freisetzungspotential der Kommunikationstechniken hatte man dabei jedoch deutlich unterschätzt. Denn nach einigen bitteren Enttäuschungen sollte sich die Überlegenheit der Radionachrichten anläßlich der tragischen Ereignisse erweisen, die ganz Europa in Erschütterung versetzten. Am 12. März 1938 ging die erste Radio-Konferenzschaltung der Geschichte über den Äther. Während der zwanzigtägigen Krise von München – den Verhandlungen zwischen den Westmächten und Hitler am Vorabend des Zweiten Weltkrieges – konnten die Korrespondenten von CBS in Rom, Berlin und Paris unmittelbar ihre Eindrücke wiedergeben. Damit hatte die Presse endgültig das Rennen um die Informationsintensität verloren.

Es ist also durchaus lohnenswert, über die alte Formel, daß *die Information so ziemlich die einzige Ware ist, die nach 24 Stunden keinen Wert mehr besitzt,* nachzudenken. Wie wir sahen, ging es im 19. und zu Beginn des 20. Jahrhunderts weniger darum, »eine Nachricht zu machen«, als vielmehr darum, ihr voraus zu sein, sie zu übernehmen, solange sie noch heiß ist, um sie schließlich verkaufen zu können, bevor sie buchstäblich überholt ist. Die Abonnenten kaufen nämlich weniger Tagesnachrichten als vielmehr Augenblicklichkeit, Ubiquität, mit anderen Worten, ihre Teilhabe an der universellen Zeitgenossenschaft, an der Bewegung der zukünftigen globalen Stadt.

Der nur von wenig Skrupeln geplagte Bunau Varilla, der 1896 die Leitung der französischen Tageszeitung *Le Matin* übernahm, schätzte diese vollkommene Übereinstimmung von Verkaufslogik einerseits und Übermittlungs- und Übertragungsgeschwindigkeit der Medien andererseits richtig ein. Den Namen seiner Zeitung umrahmte ein Doppelbalken im Telegrammstil, und sie trug folgendes Motto: »Die moderne Musik des schnellen Wissens für die einzige französische Tageszeitung, die mit ihren Spezialleitungen die vier wichtigsten Hauptstädte der Welt miteinander verbindet.« Varilla zollte zwar der Technik Respekt, aber seine Korrespondenten des *Matin* besaßen den Status x-beliebiger Angestellter und hatten anonym zu bleiben. Als Bunau Varilla sie schließlich doch ihre Artikel unterzeichnen ließ, durften sie dafür nicht ihre Namen benutzen, sondern den von Eisenbahnstationen.

Eine andere Anekdote, die Stéphane Lauzanne in seinem Buch *Sa Majesté la Presse* (1925) wiedergibt, veranschaulicht sehr gut, in welchem Maße seit dem 19. Jahrhundert das Freisetzungspotential der Medien die Oberhand gewinnt gegenüber dem Nachrichtengehalt: »Ein Berlin-Korrespondent der *Times* hatte den schwerwiegenden Fehler begangen, noch in den Zug zu springen, um seinem Chefredakteur in London eine höchst wichtige Nachricht zu übermitteln:

– Sie veröffentlichen sie heute abend in *The Latest Intelligence* und geben Berlin als Absender an!

– Nein, unmöglich!

– Wieso, unmöglich?

– Weil noch kein Redaktionsschluß ist, denn es ist noch nicht 16 Uhr, und weil sie nicht aus Berlin kommt, denn Sie sind hier. Es sei denn,« fügte der berühmte Delane hinzu, »Sie nähmen sofort den Zug nach Berlin zurück und telegraphierten mir Ihre Meldung von dort. Nie würde ich einen Artikel, der aus London kommt, als Depesche aus Berlin ausgeben!« Schließlich umging man die technische Schwierigkeit. Der Artikel erschien nicht in *The Latest Intelligence,* sondern vorher, versehen mit dem wenig kompromittierenden Zusatz: »von unserem Korrespondenten in Berlin, jetzt London« ... Der Zweifel über die Entfernung des Absendeortes blieb bestehen, und die Abonnenten bekamen das für ihr Geld, was sie verlangten!

»Die Presse sollte den Beweis dafür erbringen, daß sie dazu in der Lage war, ein Regime zu Fall zu bringen und mitten in der Revolution von einem Tag auf den anderen ein anderes an die Macht zu bringen«, schreibt Charles Ledré anläßlich der Ereignisse in Paris während der Julirevolution von 1830. Die Geschichte zeigt, daß die industriellen Medien seit ihrer technischen Freisetzung immerzu Regimes entweder zu Fall brachten oder sie verrieten, sobald sie sie an die Macht gebracht hatten. Bereits im 18. Jahrhundert verrieten sie aus Verbitterung über den Verlust der absoluten Monarchie die Republik zugunsten des Direktoriums und dann das Direktorium zugunsten des Kaiserreichs. Dank des Wechselspiels der Oppositionsblätter unterstützten sie, sobald es ihnen möglich war, die Restauration gegen das Kaiserreich, dann die Republik gegen die Monarchie ..., und so ging es weiter bis hin zu ihrer heutigen Hartnäckigkeit gegenüber der konsultativen Demokratie in den Vereinigten Staaten, in Frankreich, Japan usw. Es lassen sich viele ökonomische Gründe für die Machenschaften dieser parakonstitutionellen Macht finden, deren Monopole seit dem 19. Jahrhundert vielfach in den Händen von Politikern lagen, die in engster Verbindung mit der Finanzwelt und den diplomatischen Milieus standen, angefangen bei Emile de

Girardin bis hin zu Loucher, Pierre Laval, Hennessy, Robert Hersant ... Die politischen Ambitionen der Medien datieren nicht erst von gestern.

Bereits im 19. Jahrhundert sprachen große Zeitungen den Wunsch aus, daß die Abonnenten und *Leser zu Wählern würden.* Es gab sogar Stimmen, wie die von Henry Debergue, die die Abschaffung der politischen Klasse vorschlugen und aus den Wahlen ein Glücksspiel machen wollten. Es sollte eine Art *Wahl-Tombola* stattfinden, bei der die Abgeordneten nach dem Vorbild von Geschworenen zufällig unter einfachen Bürgern per Los ermittelt würden, und die Ergebnisse sollten in den Tageszeitungen veröffentlicht werden wie Börsenkurse.

Als Louise Weiss von dem »ungeheuren Wählerpotential seiner Zeitung« sprach, »das ihn über jede Anklage erhaben macht«, bezog sich diese Aussage auf Elie Joseph Bois, eine korrupte Figur, die über enge Verbindungen zum französischen Außenministerium verfügte und beinahe dreißig Jahre lang die Tageszeitung *Le Petit Parisien* (Auflage: 1,5 Millionen Exemplare) leitete. Pierre Assouline bemerkt in seinem Buch, daß zur selben Zeit ein Absatz oder eine Spalte, die ein Journalist dem Redebeitrag eines Abgeordneten im Parlament widmete, ihm ein Maß an *Legitimität* verlieh, die er ansonsten nicht erreichte.

Bereits lange bevor das Fernsehen seinerseits Abgeordnete und Senatoren ins Wohnzimmer brachte, taucht im Zusammenhang mit den als *Vorzimmer des Parlaments* geltenden Redaktionen unaufhörlich der Gedanke einer der demokratischen Legitimität an Macht überlegenen *Informationslegitimität* auf, einer ständig gegenwärtigen echten Usurpation.

So konnte Françoise Giroud, während der Konflikt am Persischen Golf voll entbrannt war, im *Nouvel Observateur* feststellen: »Der Premierminister hat diejenigen öffentlich gewarnt, die (im Zusammenhang mit den Geiseln Saddam Husseins) versuchen könnten, die emotionale Befindlichkeit auszunutzen, allerdings verfügt er glücklicherweise über keinerlei rechtliche Handhabe. Zwischen zwei Übeln sollte man sich niemals für die Zensur entscheiden. Es muß den Verantwortlichen der Fernsehanstalten selbst überlassen bleiben, ihr Urteilsvermögen unter Beweis zu stellen.« Diese Art der Argumentation ist eindeutig, denn sie billigt den Verantwortlichen der Fernsehanstalten einen Ermessensspielraum zu, den sie den Köpfen einer gewählten Regierung nicht zubilligt. Sie gibt sogar unterschwellig zu verstehen, daß lediglich die von der Regierung ausgeübte Zensur nicht zu tolerieren sei, während die von den Verantwortlichen der Fernsehanstalten ausgeübte absolut legitim und, wie wir gesehen haben, legal ist ...

Kommen wir aber wieder zurück zum Mahlstrom der Information, in dem sich innerhalb eines Tages – und künftig, das heißt, sobald sie vierundzwanzig Stunden täglich in Echtzeit auftaucht, innerhalb noch viel kürzerer Zeit, man könnte sagen, augenblicklich – alles verändert, durcheinanderwirbelt, sich öffnet, einstürzt, zusammenbricht, versinkt, sich aufrichtet, ausdehnt und sich schließlich verliert ... Damit dürfte klar sein, daß die Dauer ebenso der natürliche Feind der Medien ist wie das Wasser der des Feuers: Sollte es wirklich eine *konservative* Presse geben können, wäre sie unter dem Gesichtspunkt der Information eine reine Absurdität!

Da die Geschwindigkeit das *Geheimnis* und damit den *Wert* der Information gewährleistet, bedeutet die Freisetzung des Leistungspotentials der Medien nicht nur die Vernichtung der Dauer der Information, des Bildes und seiner Übermittlung, sondern die Vernichtung all dessen, was von Dauer ist und Bestand hat. Die

Massenmedien greifen nicht solche Institutionen wie Demokratie, Justiz, Wissenschaft, Kunst, Religion, Moral, Kultur usw. an, sondern den ihnen zugrundeliegenden Selbsterhaltungstrieb, im Grunde das, was sie noch von Kulturen bewahrt haben, in denen alles eine materielle und geistige Wappnung gegen das Verschwinden und den Tod war, wo Kommunizieren gleichbedeutend war mit Leben und Bleiben.

Im Jahre 1915, zu Beginn des Ersten Weltkrieges, verurteilte Karl Kraus, der »fahnenflüchtige Journalist«, die »greuliche Vermischung des Gebrauchsgegenstandes ...«, nämlich der Presse, deren »schädlichen Phrasen die Menschen vorbehaltlos vertrauen, mit dem Gemütsleben«:

»Hier sind die Seelen torpediert. Und zwischen Kriegsberichten wird *›Der Kampf gegen die Zensur‹* erörtert, *›Der Feldzug gegen die Anleihe‹* und gar *›Der Krieg gegen die Wehrpflicht‹*. Nun, Journalisten, Händler und Friedensfreunde haben ihr Lebenlang wie Soldaten gesprochen. Sie mögen dabei bleiben, wenn sie über Soldaten sprechen. Jedoch Soldaten müßten anders sprechen: nicht wie Journalisten, die wie Soldaten sprechen, sondern wie Soldaten sprechen. Die Trennung ist aber wohl nicht mehr durchführbar.« [13]

Als ein Produkt der internationalen oder der Bürgerkriege sowie der militärischen Logistik hat der moderne Informationskomplex hartnäckig die mörderischen Attribute beibehalten. »An der Erfindung des Schießpulvers und an der Erfindung der Druckerschwärze müßte man vor allem die Bedeutung zugeben, die ihre Gleichzeitigkeit für die Menschheit hat« [14], stellte wiederum Karl Kraus fest. Man kann ohne Umschweife hinzufügen, daß diese Beziehung zwischen dem Maschinengewehr und der Kamera, der Nitrozellulose und dem Film, dem Radar und der Videokamera besteht, genauso wie zwischen der *Fäl-*

schung zunächst der graphischen, dann der photographischen, kinematographischen und televisuellen *Abbildung* des Zeitgeschehens und der alten militärischen *Tarnung*, deren Aufgabe darin bestand, Bewaffnung, Geleitzüge, Truppenbewegungen dem Blick der Beobachter zu entziehen, um den Feind, *der nicht mehr weiß, wo die Wirklichkeit anfängt und wo sie aufhört,* in Verlegenheit zu bringen. Infolgedessen ist es kein Zufall, daß *L'Excelsior,* die erste große Tageszeitung Frankreichs, die auf ihrer Titelseite systematisch aktuelle Photographien zeigte, von Bazil Zaharoff, dem berühmten Waffenhändler, der 1914 ein Vermögen verdient hatte, finanziert wurde ... Während des Ersten Weltkrieges kaufte Deutschland, des Schwindens seiner kriegerischen Potenz wohl bewußt, heimlich einen Teil der französischen Presseorgane auf und versuchte sogar, die Agentur Havas in seinen Besitz zu bringen. Sowohl Hollywood als auch die Ufa bekamen seinerzeit finanzielle Unterstützung von der Schwerindustrie und der Verkehrsindustrie. Sollte man sich der Meinung des österreichisch-ungarischen Kaisers Karl I. anschließen, der unmittelbar nach dem Ende des Ersten Weltkrieges äußerte, *daß die Zeitungen zwar schöne Verbrechen schätzten, schöne Kriege jedoch noch mehr, und daß ohne die Presse das Blutbad von 1914 nicht stattgefunden hätte*? Oder der Auffassung Bismarcks, der die Zeitungen beschuldigte, mindestens drei Kriege verursacht zu haben, und hinzufügte, daß *jedes Land auf die Dauer doch für die Fenster, die seine Presse einschlägt, irgend einmal verantwortlich* sein werde? Das gleiche läßt sich auch für den Libanon, für Indien, Rußland ... und für Jugoslawien sagen. Das hat dazu geführt, daß die Europäische Kommission, mit der ausdrücklichen Unterstützung der UNESCO, sich 1993 dazu entschloß, etwas gegen die Gefährdungen durch die verschiedenen Medien zu unternehmen und ein auf den Namen *Rederecht* getauftes Schiff mit einem 50-Kilowatt-Sender auszurüsten, der über eine Reichweite von etwa 200 Kilometer verfügt. An Bord dieses Schiffes, das vor der dalmatinischen Küste in internationalen Gewässern liegt, befindet sich eine aus sechs serbischen, kroatischen, slowenischen und bosnischen Journalisten bestehende Equipe, deren Aufgabe darin besteht, die Bewohner des ehemaligen Bundesstaates Jugoslawien so pluralistisch und objektiv wie möglich zu informieren. Die *Rederecht* sendet rund um die Uhr eine Mischung aus Nachrichten, Diskussionen und Musikprogrammen. Die Initiatoren hoffen auf diese Weise, den Haß zu mindern und der Kriegspropaganda der verschiedenen Medien entgegenzuwirken, indem sie die »Wechselbeziehung des Handelns«, das heißt die Fähigkeit des Ereignisses und der Massenmedien, sich gegenseitig aneinander zu orientieren, für friedfertige Ziele nutzen.[15]

Anscheinend gibt es *gerechte Kriege, aber keine unschuldigen Armeen*. Dennoch unterscheidet das internationale Recht zwischen Kriegsverbrechen und Verbrechen gegen die Menschlichkeit, für die es keine Amnestie gibt. Die Informationsmacher, denen es in kritischen Zeiten nicht immer gelingt, sich einer Verurteilung und Bestrafung zu entziehen, machen – genauso wie die Militärs – für sich eine Verantwortungslosigkeit, eine gewisse Dosis freudscher Unschuld, ein naives Verhältnis zu ihren Kommunikationswaffen, Kameras, Videokameras, zu ihren immer zuverlässigeren Übertragungsmitteln geltend.

Damit sind aber noch nicht alle Ähnlichkeiten genannt. Neben den obskuren Waffenträgern finden sich in den Reihen der Massenmedien wie in denen der Armeen Freischärler (nach Zeilenhonorar bezahlte Journalisten) – eine Vielzahl von Spezialeinheiten und Kommandos mit ihren Helden, die auf dem Feld der

Ehre sterben –, Reporter, Photographen, Filmemacher, die vor Ort leiden und kämpfen, aber auch drohen und erpressen, um Papiere und Bilder zu liefern, die sie manchmal mit ihrem Blut unterschreiben. Ganz zu schweigen von den Hauptquartieren der Redaktionskomitees mit ihren Strategen, Marschällen und feierlichen Auszeichnungen, wie etwa dem Pulitzer-Preis, dem Albert-Londres-Preis und anderen. Und schließlich die Propagandaabteilungen, das heißt die industrielle Werbung, die mehr oder weniger diskret die bis zum äußersten ausgereizten Meinungskampagnen durchzieht. Mit den Armeen entwickeln sich die Medien weiter. Sie tragen heute mehr Merkmale einer militärischen Anarchie als die einer republikanischen Armee, die ihrerseits im Untergang begriffen ist, denn die Spannungsfelder der Medien entziehen sich zunehmend jeder wirksamen Kontrolle. Das verbindet sie mit den verlorenen Regimentern, den terroristischen Splittergruppen oder den Einzeltätern, die an jedem beliebigen Ort dieser Erde auftauchen und Konflikte verursachen, die dauerhaften Charakter besitzen. *Der Frieden dauert länger als der Krieg*, sagte man einstmals. Für das Zeitalter der nuklearen Abschreckung, bevor es zur Einrichtung des neuen Medienkomplexes kam, der keine Waffenruhe, keinen Frieden duldet, trifft das auch beinahe zu. Die der Tyrannei der Echtzeit unterworfenen Medien bekämpfen keinesfalls nur noch *alles das, was von Dauer ist* – etwa den Frieden und alles andere auch –, sie selbst sind es jetzt, die keine Zeit mehr haben, denen kein Aufschub mehr gewährt wird. Äußerste territoriale Ausdehnung und durch die Medien erzeugte Nähe bilden eine explosive Mischung. Als Michail Gorbatschow Ende der achtziger Jahre die Glasnost-Ära einleitete, bevor er mit Unterstützung der Medien abgesetzt wurde, denen er die Freiheit gegeben hatte, oder als ebendiese Medien die Ereignisse auf dem Tienanmen-Platz schufen oder triumphierend den Fall der Berliner Mauer sowie der bronzenen Riesenstatuen der kommunistischen Halbgötter gestalteten, da erlebten wir die Geburtswehen eines Staatsstreiches der Information, der die vollkommene Unvereinbarkeit zwischen den alten nationalen, politischen und ökonomischen Territorien einerseits und dem gleichzeitigen Bestehen eines schließlich verwirklichten universellen Wettlaufes offenbarte.

Mit dem Telegraphen verschwinden die Entfernungen und die Territorien, mit den Techniken der Echtzeit ist das Ende der realen Präsenz gekommen. In diesem Zusammenhang soll an das Mißgeschick erinnert werden, das Olivier Stirn im Juli 1990 unterlief. Der unglückselige Minister für Tourismus war mit der Durchführung eines Kolloquiums zum Thema »Fortschritt« beauftragt, auf dem sich die bedeutendsten Persönlichkeiten der französischen Linken und der amtierenden Regierung von Ministerpräsident Rocard versammelten. In der Absicht, den Saal zu füllen, hielt es der Minister für zweckmäßig, eine Anzahl von »Statisten« zu engagieren, beim Arbeitsamt registrierte arbeitslose Schauspieler. Wie durch Zufall erfuhren die Medien davon, verurteilten das Täuschungsmanöver, und die parlamentarische Demokratie erschien als das, was sie geworden ist: losgelöst vom öffentlichen Raum, vor allem jedoch vom *demos*, mit der Aussicht auf einen leeren Raum und mit Rednern, die niemanden mehr ansprechen. Olivier Stirn mußte zurücktreten.

Als dagegen Präsident Reagan auf der Gangway des Präsidentenflugzeugs stehenblieb, um unter den Augen der Kameras eine nicht anwesende Menschenmenge und ein leeres Flugfeld zu grüßen, zeigte sich niemand darüber empört, da sich ja vermuten ließ, sein Gruß könne ebensogut den vor ihnen Geräten sitzenden Fernsehzuschauern gelten wie den wenigen Anhängern, die sich an Ort und Stelle befanden. Es heißt sich eines *medienschädigenden Vergehens* schuldig machen, wenn man, wie Olivier Stirn, in einer Zeit, in der das Fernsehen immer häufiger auf Praktiken zurückgreift, die darauf abzielen, die parlamentarische Praxis zu ersetzen – beispielsweise TED-Umfragen und Abstimmungen zu den »großen gesellschaftlichen Fragen« –, um jeden Preis den Beweis dafür erbringen will, daß es noch einen öffentlichen Raum gibt, der von wirklichen Bürgern ausgefüllt wird.

Die greuliche Vermischung des Gemütslebens mit einem Gebrauchsgegenstand, dem vorbehaltlos vertraut wird, kommt zu seiner Vollendung. In Fortführung der Überlegungen von Karl Kraus läßt sich sagen, daß wir durch die anarchische Vermehrung dieser gefälligen Kommunikationsinstrumente stillschweigend derart an die Hinterlassenschaft diskreten Verschwindens und vielfältiger Abwesenheiten gewöhnt wurden, daß es gerade die reale Präsenz der Menschen und die natürliche Verbindung der Dinge untereinander sind, die wir heutzutage als inakzeptable Störung empfinden, weshalb wir sie leugnen, den Nächsten und das Naheliegende zurückweisen.

Kürzlich wurde eine der ältesten noch lebenden Frauen, Jeanne Calment, gefragt, welche technische Errungenschaft sie in den beinahe 120 Jahren ihres Lebens am meisten erstaunt hätte. Ohne zu zögern antwortete sie, daß es weder das Kino noch die Fliegerei gewesen sei, sondern das Telefon. Es läßt sich vermuten, daß das Telefon für sie allein deshalb die erstaunlichste Erfindung zu sein schien, weil es die *übernatürlichste* Erfindung war. Das Kino ähnelte der Photographie und den kaleidoskopischen Vergnügungen, die entstehende Fliegerei den Maikäfern und dem Flug der Vögel, wohingegen das Hören der Stimme eines leibhaftigen Menschen, der gar nicht da ist, sondern Hunderte Kilometer entfernt, die Tatsache, ihn zu verständigen, mit ihm sprechen zu können, während sein Körper nicht anwesend ist, seinen eigenen Körper zu verlieren, indem man für seinen Gesprächspartner unsichtbar bleibt, vollkommen außerhalb des Erfahrungsbereichs des täglichen Lebens lag, den diese hundertjährige Frau damals haben konnte.

Michel Foucault stellte 1966 fest: Die Sprache taucht »mit mehr und mehr Nachdruck in einer Einheit« auf, die wir zwar »denken müssen, die wir aber noch nicht denken können ... Die Sachen und die Wörter werden sich trennen. Das Auge wird zum Sehen und nur zum Sehen bestimmt sein; das Ohr lediglich zum Hören ... Künftig wird die Sprache ohne Anfang, ohne Endpunkt und ohne Verheißung wachsen. Die Bahn dieses nichtigen und fundamentalen Raumes zeichnet von Tag zu Tag den Text der Literatur.«[16] Zu der Zeit, als der Philosoph seine *Archäologie der Humanwissenschaften* veröffentlichte, sind die ersten ernsthaften Arbeiten der automatischen Bearbeitung von Sprache bereits gut dreißig Jahre alt. Sie bestanden in der Zusammenführung der schon seit langem getrennt genutzten Ideen der Kryptographie und der Statistik, wodurch der Unterschied zwischen natürlicher und künstlicher Sprache, zwischen den wahrnehmbaren Begriffen und dem, was lediglich benannt wird, zur Geltung kam.

Wenn Foucault die in der Architektur der Sprache herrschende *Krise der Dimensionen* zur Sprache bringt, stellt sich die Frage, woran man – jenseits aller epistemologischen Verirrung – bei diesem einfach nur sehenden, afokalen Auge und diesem genauso unwissenden Ohr anderes denken sollte als an die körperlosen Prothesen und Organe unserer Übertragungs- und Untersuchungswerkzeuge – Radio, Telefon, Videoüberwachung, und bald auch an die von Computern gesprochene Sprache; an alles, was seit dem 19. Jahrhundert die *industrielle Mediatisierung* begründete und damit die Literatur, die Humanwissenschaften und das wissenschaftliche Denken selbst dem interpersonellen Schema eines minimalen sprachlichen Austauschs unterwarf, der für lange Zeit nach dem zweifelhaften »Kausal«-Begriff funktionierte …, vorausgesetzt, man stellt sich die Frage wirklich.

Die letzte Kunst

Wenn Sie regungslos verharren, betrachten die Leute Sie.
Robert Doisneau

Da es uns an einer Kultur der Desinformation mangelt, sollten wir zumindest dem Rat des antiken Stoikers folgen, der einem Freund nahelegt, *nicht alles sichtbar zu machen* und ihn vor dem *Ungestüm des Blickes* warnt. »Diese unzähligen Formen und Bilder der sichtbaren Dinge, die eines nach dem anderen ins Innere der Seele eindringen, sich dort sammeln und anhäufen ... Sie beschweren und verwirren sie, sie, die nicht dafür geschaffen ist und nicht diese Vielzahl unförmiger Dinge zu fassen vermag. Hieraus entspringt die *Heimsuchung durch die Geister,* die unsere Gedanken zerstreuen und deren verderbliche Mannigfaltigkeit den Zugang zur klaren Anschauung versperrt.« [1] Hier begegnen wir ihnen wieder, *den Geistern, die nicht verhungern, während wir zugrunde gehen.*

Die Unübersichtlichkeit in der Fülle unserer Kommunikationsinstrumente verhindert nicht die Erstellung von so etwas wie einer Schadensbilanz, und das, obwohl bekannt ist, daß die weniger denn je voneinander zu trennenden kommerziellen und militärisch-industriellen Wirkungsfelder auch zwischen Entschädigungsleistungen und verursachten Schäden ein eklatantes Mißverhältnis aufrechterhalten. So hat sich beispielsweise im 19. Jahrhundert die Massenpsychologie mit dem Fortschritt der militärisch-industriellen Proletarisierung und mit dem notwendigen Rückgriff auf experimentelle Verfahrensweisen, auf die Statistik und mathematische Modelle entwickelt. Aber im Jahre 1892 entstand gleichfalls das mit dem Arbeitsschutz der Arbeiter, insbesondere der Arbeiterinnen, der Kinder und der minderjährigen Mädchen beauftragte Gewerbeaufsichtsamt. Ungefähr auf das Jahr 1900 sind die Anfänge der Konsumgesellschaft in Europa und die Entstehung eines industriellen Kinos zu datieren, das General Ludendorff – ab 1917 Chef der deutschen Kriegsstrategie – lange vor Hitler oder Mussolini für »eine echte Waffe« hielt ... Nach 1918 widmet man sich zwangsläufig vermehrt den Arbeiten über die von den Opfern dieses ersten industriellen Weltkrieges erlittenen psychischen und körperlichen Schäden sowie der Ausarbeitung von Studien über Arbeits- und Verkehrsunfälle, die eine Folge der *Transportmittel-Revolution* sind. Schließlich vollendet das Zeitalter der nuklearen Abschreckung mit dem Aufschwung des industriellen Fernsehens die *Revolution der Übertragungstechniken.*

In den Vereinigten Staaten und in Kanada begründeten Gesundheitsexperten, in erster Linie Epidemiologen und Kinderärzte, eine *Fernsehpathologie*, von der insbesondere Kinder und sozial schwache Bevölkerungsschichten, sogenannte »Risikogruppen«, betroffen sind, da übermäßiger Fernsehkonsum – genauso wie zuviel Zwangsarbeit – verschiedene Krankheitssymptome zur Folge hat: Dickleibigkeit oder auch Appetitlosigkeit, mangelnde Gehirntätigkeit, schwere Sprachstörungen, Orientierungslosigkeit im realen Raum, Aggressivität, Alkohol- und Drogenkonsum ... Die Ergebnisse der auf diesem Sektor geleisteten Arbeiten stimmen mit Ergebnissen von amerikanischen Bundesbehörden überein, die mit der Erforschung der unterschiedlichen Krankheitsursachen befaßt waren und sich nicht scheuten, Mord, insbesondere Mord im schulischen Bereich – 1991 wurden in den Vereinigten

Staaten 25 000 Morde registriert –, in die Kategorie der Seuchen einzuordnen.

Eine im Mai 1992 in Frankreich durchgeführte und in der Zeitschrift *Santé magazine* veröffentlichte Umfrage enthüllt gleichfalls einen beunruhigenden Grad der Abhängigkeit bei mediatisierten Menschen: 43 Prozent der befragten Personen fiele es schwer, ohne Fernsehen leben zu müssen, trotzdem erklärten 64 Prozent, daß sie sich nach dem Fernsehen körperlich unwohl fühlten. Nach etwa zwanzigjähriger Forschungsarbeit in der Fernsehpathologie in den Vereinigten Staaten stellen Victor S. Strasburger und S. Brandon Canterwall fest: »Auch wenn die schädliche Wirkung des Fernsehens kaum zu bestreiten ist, so weiß man doch nicht, wie sie zustande kommt; um dies herauszufinden, muß man zweifellos auf *qualitative Methoden* zurückgreifen.«[2]

Es sei nochmals betont: Diese Phrase verdeutlicht die Hilflosigkeit gegenüber der Technik, auf die Karl Kraus bereits Anfang unseres Jahrhunderts hinwies. Ist der *Wirkung* nicht in der Tat eine gewisse Energie zu eigen, auch wenn es sich dabei nicht um die der Masse handelt? Warum wird unter – im übrigen maßgeblichen – kulturellen Vorwänden etwas verheimlicht, worüber bei einem Autounfall beispielsweise überhaupt kein Zweifel besteht? Denn auch diese Art des traumatischen Schocks ist meistens ein Fall von Informationspathologie, ein Fall nachlassender Aufnahmefähigkeit von audiovisuellen Signalen, die auf Müdigkeit, Alkohol- oder Tablettenkonsum zurückzuführen ist ..., ohne dabei die Geschwindigkeit des Fahrzeugs unberücksichtigt zu lassen, die als Vergehen, ja sogar als Verbrechen geahndete Geschwindigkeitsüberschreitung.

Wem käme es heute noch wie vor hundert Jahren in den Sinn, einem Serienauto die Form eines Phaetons oder eines Pferdewagens zu geben? Wer käme heute noch auf die Idee, das Profil einer Rakete nicht aerodynamisch zu gestalten und so ihre Durchschlagskraft zu mindern? Genau das tut man aber, wenn man um jeden Preis die Dichotomie zwischen den sekundären Wirkungen unserer *audiovisuellen Vehikel* (ihre Ästhetik, ihre Ethik, ihre Qualität ...) und den elektromagnetischen Wellenpaketen durchsetzen will, die sie in Lichtgeschwindigkeit antreiben, und das gerade deshalb, weil sie keine »körperliche Beschaffenheit« im eigentlichen Sinne besitzen! Kommen wir aber wieder auf die Spezialisten der Fernsehpathologie zurück. Der Fall des amerikanischen Tarnkappenflugzeugs F 117, dieses Prototyps, der nach seinen Einsätzen im spektralen Krieg am Persischen Golf in jüngster Zeit mehrere schwere Unfälle erlitt, müßte ihnen, so scheint es zumindest, einen Eindruck von der qualitativen Entwicklung sowie der Plastizität unserer zukünftigen audiovisuellen Umwelt vermitteln: Im neuen optoelektronischen Krieg ist nämlich *das, was gesehen wird, bereits zerstört, und es ist besser, zerstört als gesehen zu werden.* Aus diesem Grunde haben die Konstrukteure des F 117 sich dazu entschlossen, den Primat der alten physikalischen Gesetze der Aerodynamik zugunsten einer anderen Art von Durchschlagskraft aufzugeben, die es mit den radioelektronischen Wellenpaketen der Radargeräte aufnehmen kann und die Kontrollmonitore erblinden läßt. Dieses Geisterflugzeug beschränkt sich folglich nicht mehr darauf, Störsignale auszusenden, um das Wahrnehmungsfeld des Gegners zu beeinträchtigen, sondern es ist selbst ein *Syntheseobjekt,* das das Verschwinden seines eigenen Bildes die Zerstörung seiner Repräsentation vorwegnimmt.

Bekommt man die chaotisch wirkende Silhouette dieses furchtbaren, mit einer undurchsichtigen Substanz überzogenen Bombers direkt zu Gesicht – wie auf der Flugzeugschau von Le Bourget im Jahre 1991 beispielsweise –, dann kann man sich kaum vorstellen, daß dieses Ding überhaupt flugfähig ist. Trotzdem, während im »Zivilbereich« immer noch die elektronische Ikonographie sowie die Ausschweifungen der Computergraphik in Mode sind, leitet die Verflüchtigung eine letzte Form des von den Kontingenzen der Kommunikation gereinigten Ikonoklasmus ein, der die Merkmale einer LETZTEN KUNST trägt, bei der das Ding selbst die Opazität der Entfernung, die Blindheit der Geschwindigkeit wiederherstellt, von der die Emanzipation der Medien unser Weltbild angeblich befreien wollte. Die Amerikaner sind in einem solchen Maße davon überzeugt, daß sie auf der letzten Luft- und Raumfahrtschau in Le Bourget (1993) nicht ihre neuen Prototypen, die Nachfolgemodelle des sich verflüchtigenden Tarnkappenbombers ausstellten. Hat er aber überhaupt noch etwas mit Luft- und Raumfahrt zu tun?

Wir sind am Ende eines Wahrnehmungszyklus angelangt. An anderer Stelle schrieb ich: »Im Mittelpunkt des Dispositivs der künftigen ›Sehmaschinen‹ steht also die Blindheit, denn die Produktion eines Sehens ohne Blick ist selbst nur die Reproduktion einer intensiven Blindheit, einer Blindheit, die zu einer neuen letzten Form der Industrialisierung wird: der Industrialisierung des Nicht-Blickes.«[3] Vergessen wir darüber jedoch nicht, daß vor der Erfindung dieses letzten »synthetischen Sehens«, die uns angeblich von der »Tätigkeit des Sehens« befreit, die Erfindung der photographischen Augenblicklichkeit stand: die von Jules Janssens astronomischem Revolver im Jahre 1832, dann die des chronophotographischen Gewehrs des Physiologen Jules-Etienne Marey, mit dessen Hilfe die Bewegung von Objekten sichtbar gemacht werden konnte, die sich mit sehr hoher Geschwindigkeit im Raum fortbewegten, und schließlich die des kinematischen Motors der wissenschaftlichen Kamera. Das Ziel all dieser neuen Techniken bestand im wesentlichen darin, *über das (für das bloße Auge) Unsichtbare die Maske des Sichtbaren zu stülpen.* Diese Techniken rückten unsere Sehschwäche, unsere relative Blindheit ins Zentrum der Repräsentation sowie der Kommunikation. Aus diesem Grunde bildete von den althergebrachten visuellen Künsten zwangsläufig der *Illusionismus* den Ausgangspunkt sowohl für die optische Halluzination des kinematischen Motors als auch für ihre gespenstische Ausweitung durch den Einsatz der Trickaufnahmen, der allerneuesten Spezialeffekte und schließlich der Computergraphik.

Die Entwicklungslinie ist klar nachzuzeichnen: von Daguerre zum Uhrmacher Robert Houdin, der die Idee von Daguerres Diorama nutzte, um Schauspiele zu schaffen, in denen die Illusion direkt die Persistenz der Netzhaut zur Grundlage haben sollte, und der das entdeckte, was er als das »besondere Zeitalter des Sehens« bezeichnete ..., und von dort zu Georges Méliès, dem Erfinder der Trickaufnahme und letztem Leiter von Robert Houdins »Theater der phantastischen Abende« (1888 bis 1924). Die Kunst des Illusionismus besteht einzig darin, die visuellen Grenzen des Menschen auszunutzen, indem er seine angeborene Fähigkeit zur Unterscheidung zwischen der Realität und dem, was er für real und wahr hält, außer Kraft setzt und ihn an das glauben läßt, was es niemals gab, *an das Nichts.*

Im Gegensatz zu Platons Zauberer, der nach Belieben die Welt neu erschafft, ist der Illusionist des 19. Jahrhunderts bereits dazu imstande, nicht mehr nur zwei- oder dreigestaltige synthetische Objekte zu erzeugen, die den Zuschauer nicht alles sehen lassen, sondern eine synthetische Umwelt zu installieren, die den Beobachter zwingt, *nichts zu sehen* – und das mit Hilfe des Einsatzes von Türen und insbesondere von Spiegeln. Nicht unerwähnt sollte bleiben, daß diese denkwürdigen Spiegel in der allerjüngsten optoelektronischen militärischen Forschung wieder an Bedeutung gewinnen. Im übrigen war es ein von Houdin inspirierter Militär, Oberst Stodare, dem es 1865 gelang, sich auf der Bühne teilweise unsichtbar zu machen ... Dreißig Jahre später sollte H. G. Wells seinen Roman *Der Unsichtbare* veröffentlichen und der Regisseur James Whale mit Unterstützung von John Fulton, der für die Spezialeffekte verantwortlich zeichnete, im Jahre 1933, kurz vor dem Tod von Méliès, sein Kino-Meisterwerk schaffen: »Dieses feierliche Geheimnis, diese Reise durch das Unmögliche«, schrieb Paul Gilson, »wo nur die Regentropfen die Gestalt des Mannes verraten, indem sie ein prismafarbenes Gespenst aus ihm machen, ein in der Falle eines Regenbogens gefangenes Phantom. Seine Umrisse zeichneten sich im Nebel ab und seine Schritte hinterließen unerklärlicherweise eine Spur im Schnee ..., bis der Polizist einen Schuß in Höhe des Herzens auf ihn abgibt, bis zum Ende des unsichtbaren Mannes, *der auf wunderbare Art und Weise wieder sichtbar wird, um zu sterben.*«

Während die Zauberer einen ganzen Haufen verschiedenartiger Objekte auf der Bühne benötigten, hatte Robert Houdin das moderne Zeitalter des Illusionismus eröffnet, indem er erklärte, daß »das wesentliche Prinzip der Zauberkunst darin besteht, große Wirkungen mit nur kleinem Aufwand zu erreichen« ..., genau wie in der Mechanik. Auf diese Weise schuf er die Grundlage zu so etwas wie einer heimtückischen Anti-Phänomenologie der Repräsentationstechniken, einer Niederlage des perspektivischen Glaubens. Der große John Maskelyne perfektioniert noch die Leistung Stodares. Er entsprang einer alten Familie, aus der Astronomen, Physiker und andere »Mathemagier« hervorgegangen waren. Er hatte, so wie Houdin, Androiden konstruiert, einen »Whistspieler«, eine »Schreibmaschine« ... Einer seiner Nachfahren, Jasper Maskelyne, übertrug die Illusionskunst auf die Realität des Schlachtfeldes und trug zum Sieg von El-Alamein bei (1942), indem er mitten in der Wüste eine *synthetische Ökologie* schuf, mit deren Hilfe die feindlichen Beobachtungsinstrumente getäuscht und die »Täuschungsmanöver« der britischen Armee erleichtert werden sollten.

Noch heute sind viele der Erfindungen Jasper Maskelynes Verschlußsache, das heißt, sie bleiben einer kleinen Zahl von Eingeweihten vorbehalten. Neben anderen Geräten hatte er ein Kommunikationssystem per Infrarot erfunden, eine Methode, mit der Flugzeuge, die in geringer Höhe fliegen, nicht von den Scheinwerfern der Flugabwehr erfaßt werden können. Durch die Benutzung reflektierender Oberflächen verbesserte er die Tarnung der Artilleriestellungen, und zur Tarnung von Schiffen regte er die Verwendung des *Omega-Grau* der Sturmvögel an, womit er dem Prinzip der sich verflüchtigenden Tarnkappenbomber bereits sehr nahe kam ...[4]

Für Maskelyne bildete die Verheimlichung ohne jeden Zweifel das *Zentrum der Repräsentation,* denn je leistungsstärker die Wahrnehmungstechniken waren, um so mehr mußte die *Verflüchtigung des Realen* erweitert werden, angefangen bei den Menschen und großen Objekten, bis hin zu ganzen Landstrichen.

Wir wollen uns aber des Ballastes an Erklärungen entledigen, auf den die Westeuropäer so versessen sind, wenn es um Kunst und Repräsentation geht, um kurz einige Worte des Apostel Paulus zu zitieren: »die

Gestalt dieser Welt vergeht« und anzumerken: »wir sehen nicht die Welt, die vergeht« ..., ihre Behäbigkeit nehmen wir genausowenig wahr wie ihre Beschleunigung, wir nehmen nicht das wahr, was die *Realität* der Zeit wäre, in der die Bewegung stattfindet. *Bewegung ist Erblindung.* Wenn der Motor/die Kamera die Imitation der *realen* Bewegung nicht mehr mit 24 Bildern pro Sekunde erzeugt und mit *unnormalen Geschwindigkeiten* experimentiert – Ray Harryhausen bezeichnet dies als »Dynamation«, im Gegensatz zur »Animation« bewegter Bilder –, dann zeigt sich der Zuschauer verwirrt. Diese Wiedererschaffung des »Geheimnisses der Bewegung«, das die ursprüngliche Dimension unserer Weltwahrnehmung ist, stößt ihn in der Tat unversehens auf die Grenzen seiner Fähigkeiten zum visuellen Erkennen.

Dies veranschaulicht die Aussage des Filmemachers Michael Powell: »Für mich ist Tanz ein Teil des Kinos, das war schon immer so ... In *The Red Shoes* veränderte ich im Verlaufe einer Szene ständig die Geschwindigkeit. Wenn man immer nur 24 Bilder pro Sekunde dreht, ist das langweilig, deshalb wechselte ich von 24 Bildern auf 6 Bilder pro Sekunde, *so konnte ich alle Trickaufnahmen direkt während der Dreharbeiten im Studio machen.*«

»In der Bewegungslosigkeit ist mehr«, sagte Henri Bergson. So erklärt sich auch die abendländische Vorstellung, von der bis zur Erfindung des Motors das Wesen der Repräsentation abhing: Bewegungslosigkeit macht sichtbar, und die bildenden Künste wären eine Ruhigstellung der Bewegung, *die die Illusion vermittelte, zu sehen, die Zeit zum Sehen zu haben.*

Die vollendetste Kunst war zweifellos die arrangierte Landschaft des *Stillebens*. Deshalb vielleicht, weil seine bewegungslose Welt an die Ruhestellung eines aufgebahrten Toten erinnert, den man ganz nach Gutdünken so lange betrachten kann, wie man will, weil er sich nicht bewegt. Und dann ist da noch der sehr starke Eindruck, daß der Tote lebendiger scheint als zu Lebzeiten, als er sich noch in unserer Gegenwart bewegte und dadurch einen Überschuß an Bildern von sich selbst erzeugte. Wie im Film von James Whale: Der zu Lebzeiten Unsichtbare wird wunderbarerweise sichtbar, als er stirbt.

Bei Vermeer, dem vollkommensten aller Maler, entspricht die lebendige Welt einem Stilleben. Vor den Augen des Betrachters wird eine Reihe von Gegenständen entfaltet, die sich der Bewegung widersetzen. Wenn der Maler im Verlaufe seiner Arbeit einen einzigen von ihnen verrückt, und wäre es nur um einen Millimeter, dann weiß er, daß nicht nur dieser Gegenstand, sondern alle anderen durch den Verlust ihrer inneren Ruhe sofort ihre Identität veränderten. Zur Veranschaulichung der Äußerungen des Stoikers schreibt Schopenhauer unter Bezugnahme auf die niederländische Malerei: »Der ästhetische Beschauer« kann dies Stilleben nicht ohne Rührung betrachten, »da (sie) ihm den ruhigen, stillen, willensfreien Gemüthszustand des Künstlers vergegenwärtigt, der nöthig war, um so unbedeutende Dinge so objektiv anzuschauen, so aufmerksam zu betrachten und diese Anschauung so besonnen zu wiederholen: und indem das Bild auch ihn zur Theilnahme an solchem Zustand auffordert, wird seine Rührung oft noch vermehrt durch den Gegensatz der eigenen unruhigen, durch heftiges Wollen getrübten Gemüthsverfassung, in der er sich eben befindet.«[5]

Die Revolution des Motors, die die Bilder in Bewegung versetzte, hat diese ruhende Organisation zerstört, und mit ihr die Ruhe des Sehens, den Stillstand der klarsichtigen Betrachtung, dieses »Feld der Präsenz im weitesten Sinne«. Sie schuf die visuelle Desinformation, die bald die Verfahren der Repräsentation sowie der Kommunikation auf ihre einfachste Form reduzieren sollte.

Heute wissen wir, daß man die Welt ausbeuten kann, warum sollte es da länger unvorstellbar sein, daß man sehr schnell schon die empfindliche Sphäre unserer Träume, unserer Phantasmen und unseres Erstaunens ausbeutet, die niemand als das letzte Ziel einer Zivilisation vorstellt, der es gelänge, mit ihnen zu experimentieren?

Die Werke der Surrealisten, und insbesondere ihre »Traumbanken«, haben uns doch gerade die Armut der einfachen Träume vor Augen geführt. Ihnen mangelt es an Abwechslungsreichtum und Phantasie, und die bildliche Darstellung unserer Wünsche gibt alles leichtfertig preis, ihr Hang zur Wiederholung ihrer wenigen Themen ist unverkennbar. Gleiches gilt für die Computergraphik, denn sie ist lediglich eine Nachahmung der Spezialeffekte sowie der Trickaufnahmen des altehrwürdigen dreidimensionalen Kinos bzw. der Zeichentrickfilme, und sie stößt offenkundig auf die plastischen Grenzen des Imaginären.

In Wahrheit haben wir es hier mit der Fortsetzung und dem Abschluß des alten Streits zwischen den Dokumentaristen und den Piktorialisten zu Beginn unseres Jahrhunderts zu tun: Muß das Computerbild das Kino nachahmen, oder vermag es ein eigenständiges Dasein zu führen, so wie die wissenschaftliche Photographie, die sich von der bildlichen Darstellung gelöst hat? Wir gelangen hiermit an einen Punkt, von dem es kein Zurück mehr gibt, zur entschiedenen Hinterfragung dessen, was heute ein Sprachmißbrauch zu sein scheint. Obwohl der schöpferisch tätige Mensch krampfhaft darum bemüht ist, das Gegenteil zu beweisen, ist er eigentlich kein *Schöpfer*, denn die *Schöpfung* gehört nicht zu seinem Ressort, und das häufig verwendete Wort Schöpfer ist unpassend ..., in gewissem Sinne ist der Mensch sicher eher Ingenieur denn Schöpfer. Nach den Futuristen haben Duchamp, die Kinetiker und andere Anhänger der umfassenden Motorisierung den Beweis hierfür erbracht: Die Kunst des 20. Jahrhunderts hatte nicht mehr Zukunft, als die technischen Wissenschaften sie im 21. Jahrhundert haben werden. Die Zerstörung ihrer ruhenden Organisation ließ lediglich diesen *Hang zum Chaos* offen zutage treten, von dem Schlegel sagte, daß es sich *in jeder geordneten Schöpfung verbirgt.*

In Kanada und in den Vereinigten Staaten wurden in jüngster Zeit Studien erstellt, die eine Vorstellung vom sehr realen Krankheitsbild und vom Leiden vermitteln, die die Vorführung von Bildern mit hoher oder wechselnder Geschwindigkeit bei legasthenisch veranlagten Menschen verursacht: Im allgemeinen nehmen sie nur eines von zwei Bildern wahr, die sich normalerweise der Stereoskopie des natürlichen Sehens darbieten. Die Dimensionen, das Relief, das Volumen, die räumliche Wahrnehmung sind beeinträchtigt zugunsten der Erfassung von Farben und Konturen. Bei einer sehr hohen Laufgeschwindigkeit der Bilder sind weder Farben noch Konturen zu identifizieren, und der Zuschauer sieht überhaupt nichts mehr ... Damit wäre die These widerlegt, bei Legasthenie handele es sich um eine Fehlleistung des Sprachzentrums, das heißt, des sozialen Reliefs der Kommunikation. Denn die Legasthenie beträfe gleichfalls die wahrnehmbare Beschaffenheit der Erscheinungen, unsere angeborene Fähigkeit, zwischen der Realität und dem Bild, das wir uns von ihr machen, zu unterscheiden.

Vor kurzem konnte ein bekannter Modedesigner erklären: »Luxus ist heute zu einem Recht auf Vermischung, auf verschwenderische Fülle, auf *Ablehnung einer Entscheidung* geworden.« Ein Blick mithin, der nicht mehr die Entscheidung trifft, worauf er verharrt, weil er nunmehr überall verharren kann, überall und nirgendwo, und dem es zur Ausbildung seiner eigenen Bilder entschieden an Volumen, Wertmaßstäben und Abstand mangelt. Es sei noch angemerkt, daß die von diesem Modedesigner geschaffenen Modelle mit ihren disharmonischen Schnitten und wilden Farben recht genau die letzte Phase der legasthenischen Erfassung der Realität wiedergeben.

Seit der Erfindung der Momentaufnahme und dem Einsatz des kinematischen Motors hat sich unser Zeitalter Schritt für Schritt auf das Ende eines Zyklus der Erscheinung zubewegt, und zwar nicht nur desjenigen der direkten Beobachtung, sondern auch desjenigen der indirekten Wahrnehmung. Dies geschah, ohne daß uns die in dieser Entwicklung sich ereignenden sukzessiven Zerstörungen übermäßig beunruhigten: weder das Ende des altehrwürdigen Bildmotors als unumstrittenen Zeugen des Weltlaufs noch die Überschreitung unserer visuellen Grenzen zugunsten der blind machenden Durchschlagskraft der elektromagnetischen Wellen, die lediglich das Wesen der Mediengewalt zum Vorschein brachte – diese terroristische Ästhetik der optischen Wirkung, die immer nachdrücklicher in der erklärten Absicht auf den Kontrollbildschirmen wie auf den Fernsehbildschirmen erscheint, den Beobachter oder Zuschauer – wie im Krieg – in einen potentiellen Täter oder in ein potentielles Opfer zu verwandeln.

Der Amerikaner Brad Nunk, ein Spezialist für Computergraphik im »Angel Studio«, erklärte kürzlich: »Genau wie Sex und Blut sind die Spezialeffekte zu einer unentbehrlichen Zutat für Erfolgsfilme geworden.«

Für die Kommunikationsinstrumente erweist sich demzufolge die Gültigkeit des alten Gesetzes: Je schneller die Meldung kommt, um so *zufälliger* wird sie, und um so mehr verliert sie an *Substanz.*

Wie die klassische Tragödie waren das Radio, das Kino oder das Fernsehen so lange bestrebt, *natürliche* Emotionen – etwa Wut, Überraschung, Traurigkeit, Antizipation (Begehren) – zu erzeugen, bis *die künstlichen* Effekte der paroxystischen Beschleunigung der Repräsentationstechniken ihren Siegeszug antraten. Lähmung, Schwindel, Überreizung und Schockzustand sollten jedes Urteilsvermögen genauso außer Kraft setzen wie jedes vernünftige Beurteilungs- oder, positive wie negative, Auswahlsystem, das den Meldungen und Bildern nicht zuträglich ist. Die unwichtig gewordene Meldung wird bald schon auf ein einfaches Frequenzsignal reduziert, einen Impuls, der jeder Glaubhaftigkeit entbehren kann. Die Abrichtung der Jugendlichen und Kinder ist bereits durch den Erfolg von Videospielen sichergestellt, die ausschließlich auf der Virtualität des Verschwindens und der Eliminierung basieren – Reaktionsspiele, die bei lichtempfindlichen Menschen einen totalen Bewußtseinsverlust wie bei einem epileptischen Anfall verursachen können.

Da die eine *technische Generation* von der anderen abgelöst wird, ist dem Menschen der *Schrift* (Buch, Presse ...) sein Kind, das der *Bildschirm*-Generation (Kino, Fernsehen ...) angehörte, genauso fremd wie diesem wiederum sein der Tyrannei der Videographie ausgeliefertes Kind fremd ist.[6]

Die erstaunlichen Ereignisse, die in jüngster Zeit die geopolitische Situation dieser Erde tiefgreifend veränderten, haben diese Problematik nochmals verdeutlicht. Ging es zum Beispiel bei den Ereignissen in Osteuropa Ende der achtziger Jahre um Freiheit, oder ging es um die Freisetzung der Massenmedien? *Frei-*

heit? Nein, es sei denn unter strengster Bewachung, denn hinter den Mikrophonen und Kameras standen immer verborgene Paten und Regisseure. *Freisetzung?* Ja, denn es waren weniger die Ereignisse, die alles mit sich rissen – wie behauptet wurde –, als vielmehr die Techniken zur Übertragung der Vorkommnisse, die Intensität ihrer Ausstrahlung rund um die Uhr, die jede objektive Nachprüfung, jede ernsthafte Einschätzung ausschlossen und mit einemmal die Vertreter eines technisch veralteten Informationskomplexes in Ungnade fallen ließen.

In der Zwischenzeit fand der Golfkrieg statt, den niemand mit einem Videospiel, einem *wargame,* vergleichen wird ... Und der vom Pentagon verordnete große Blackout, der die Photographen, Reporter, Journalisten und alle Kommentatoren der schreibenden Zunft und des Fernsehens zum Schweigen verurteilte, weil das amerikanische Militär den Entschluß gefaßt hatte, an ihrer Stelle dem neuen Arsenal der *Kommunikationswaffen* als *ultima ratio,* als letztes explosives Argument der Information das Wort zu erteilen.

Lange nach Lakanal, Carnot oder Bonaparte handelte es sich hierbei zweifelsohne um die Übernahme der Medien durch einen militärischen Informationskomplex, der immer die Spitze im technischen Fortschritt hält. Um einen Krieg im Rückstand und bald auch angeschlagen durch die wirtschaftliche Rezession, befand sich die »vierte Gewalt« auf dem besten Wege, ihrerseits MEDIATISIERT zu werden. 1994 wird in den Vereinigten Staaten in der Tat der *Military Channel* auf Sendung gehen, ein neuer amerikanischer Fernsehkanal, der rund um die Uhr Dokumentarfilme über Waffen und Kriege sowie militärisch inspirierte Serien und Filme ausstrahlen will.

Opfer der Kulisse

Unter der senkrecht stehenden
Sonne sah ich eine finstere
und verlogene Gesellschaft
sich abzeichnen.
Paul Morand

Der große Kunsthändler René Gimpel nutzte während des Ersten Weltkriegs das Prestige des im Krieg befindlichen Frankreich, um bei einigen sehr reichen amerikanischen Industriellen, die eine Sammlung oder Stiftung ins Leben rufen wollten, die europäische Kunst besser bekanntzumachen.

Auf seiner ersten großen Rundreise durch die Vereinigten Staaten bot sich ihm die Möglichkeit, ein Volk von Migranten kennenzulernen, dessen wichtigster kultureller Bezugspunkt eine in Europa nahezu unbekannte *art pour l'art* der technischen Effizienz war, »ein Materialismus, der die Form eines, offen gesagt, erschreckenden Maschinenkults annahm«. Er lernte ein Volk kennen, das in provisorisch errichteten Städten lebte, deren Zentrum nicht mehr eine Kirche oder ein Tempel bildete, sondern eine Fabrik, ein Bergwerk oder ein Bahnhof, Städte, die oftmals vom einen auf den anderen Tag verödeten.[1]

Ohne derartige Vorgänger wäre die Welthauptstadt des kinematischen Motors, Hollywood, vielleicht niemals so geworden, wie Cendrars sie 1936 in einer Artikelserie für die Zeitung *Paris-Soir* beschrieb: eine verbotene Stadt in einem Staat Kalifornien, die sich im Belagerungszustand befindet und bewacht wird von drei Polizeidivisionen, deren Auftrag lautet, unerwünschte Personen unerbittlich fernzuhalten – Kranke oder Keimträger, die sich nach den Vorzügen des milden Klimas sehnen, in erster Linie aber Arbeitslose, alleinstehende Frauen und ausgesetzte Kinder, die vor dem wie bei einer Festung verschlossenen Tor der riesigen Studiofabriken mit den Füßen auf den Boden stampfen und dort stranden, bevor sie schließlich in ihren Herkunftsstaat zurückgeschickt oder sogar in Konzentrationslagern interniert werden, die man mitten in der Wüste errichtet hatte.[2]

»Mit Ausnahme vielleicht von Monte Carlo gibt es keine Stadt auf der Welt, in der so viele Selbstmorde begangen werden wie in Hollywood«, bemerkt Cendrars. »Hollywood ist wie eine Mischung aus Cannes, Luna Park und Montparnasse, eine wunderbare Improvisation, ein nicht endendes, ununterbrochenes spontanes Schauspiel, das Tag und Nacht auf offener Straße vor einer amerikanischen Kulisse gegeben wird, die ihm als Hintergrund dient.« In der Tat läßt sich der als Journalist tätige Schriftsteller nicht täuschen. Auf der unendlich langen Reise durch den amerikanischen Kontinent von Osten nach Westen hatte er plötzlich eine Eingebung. Diese Zugreise erinnerte ihn an eine früher schon einmal unternommene Reise: »Wo war ich? Nein, unmöglich! ... Befand ich mich wirklich in einem Zug, in Amerika, im 20. Jahrhundert ..., und nicht mitten im 17. Jahrhundert, in einer Kutsche, die die ukrainische Steppe durchquert, wie bei der denkwürdigen Reise Katharinas II. auf die Krim ...«

Was Cendrars durch die Fenster seines Zugabteils hindurch sieht, erscheint ihm plötzlich wie »die berühmten beweglichen Kulissen, die Potemkin entlang des gesamten Reiseweges seiner Herrscherin am Horizont errichten ließ, um ihr den hohen kulturellen Entwicklungsstand und Reichtum ihres riesigen Reiches vorzutäuschen«.

»Ein guter Scherz! *Aber wen wollte man hier in diesem*

demokratischen Staat anderes täuschen als das souveräne Volk?«

Ein ganzes mobiles Volk wurde zum *Opfer der Kulisse*, eine Demokratie untergraben durch die optische Täuschung der *ever-changing skyline* ... Die Dynamik flüchtig wahrgenommener Landschaft ist nichts weiter als eine Täuschung, eine geschickt inszenierte Täuschung. Alle Medien sind an der Vereinheitlichung beteiligt, angefangen bei der Kutsche in der ukrainischen Steppe bis hin zum transkontinentalen Zug und zur Stadt des kinematischen Motors, in der es bereits mehr Autos als Einwohner gibt, in der ein dahinschlendernder Passant oder Spaziergänger sich verdächtig macht.

»*Bleib nicht hier!* Flieg, breite dich im ganzen Land aus, geh in den weiten Westen!« Die Orakel des vergangenen Jahrhunderts sind verstummt, das Trompe-l'œil der Reise kommt in der Nähe des Pazifiks zur Vollendung, Hollywood und seine Studiofabriken sind die Endstation, der letzte Halt, wo man bereits die nächste Etappe vorbereitet, die Industrialisierung der Wahrnehmung, den letzten Staatsstreich.

Während in Europa die Frühsozialisten noch davon träumten, die alten sozialen Klassen abzuschaffen, richteten die Eisenbahngesellschaften bereits neue ein, *Geschwindigkeitsklassen*. Der wohlsituierte Reisende konnte einen Zug »erster Klasse« nehmen, der ihm den Luxus des Komforts bot, vor allem aber den bis dato völlig unbekannten Luxus der *schnellen Fortbewegung*. Für die Strecke Paris–Frécamp (ein seinerzeit beliebter Badeort) zum Beispiel benötigte er 3 Stunden und 48 Minuten. Der Reisende im Zug zweiter Klasse benötigte 4 Stunden und 44 Minuten. Der im Zug dritter Klasse zwischen sechs bzw. sieben Stunden und mehr. Um 1900 legte der Zug dritter Klasse die Strecke Paris–Marseille in 24 Stunden und mehr zurück, während der *Schnellzug* der ersten Klasse für dieselbe Strecke 16 Stunden benötigte. Die Schnelligkeit der Zugfahrt betrachtete man damals als eine wirkungsvolle Therapie für Müßiggänger, die der gegenwärtigen und nahen Welt überdrüssig waren – der *Weltschmerz* einer dem Ende entgegengehenden Romantik – und für die die Zeit zum Stillstand gekommen zu sein schien – was in dem deutschen Wort *Langeweile* sehr deutlich zum Ausdruck kommt –, eine Zeit, die in ihren Augen hoffnungslos langsam verrinnt und sie unter einer psychomotorischen Verlangsamung leiden läßt, es ihnen unmöglich macht, sich aus eigenem Antrieb zu bewegen.

Der regelmäßig den Zug benutzende Flaubert schrieb: »Ich verabscheue die Bewegung.« An anderer Stelle allerdings notiert er: »Ich würde gern Lappland, Indien und Australien sehen. Wie schön doch die Erde ist! Und wie fürchterlich der Gedanke, zu sterben, ohne auch nur die Hälfte davon gesehen zu haben!« Hierbei handelt es sich nicht um einen Widerspruch, denn seiner Ansicht nach ist das Leben *einzig unter der Bedingung erträglich, niemals dazusein.* Wie bei seinen schweren epileptischen Anfällen, durch die er zu der Überzeugung gelangte, sowohl »mehrmals gestorben« als auch aus dem Jenseits wieder zurückgekehrt zu sein. In *Die Versuchung des heiligen Antonius* schreibt er: »Bist du nicht deines Körpers überdrüssig, der auf deiner Seele lastet und sie krümmt wie ein zu enger Kerker? Vernichte also dein Fleisch ..., das Fleisch fliehen wir, wir verabscheuen es.« Sich verflüchtigen, auflösen, leichter machen, aus sich ausbrechen, den schweren Körper verlassen, unser ganzes Schicksal ließe sich nunmehr in Begriffen der Flucht und des Entkommens fassen. *Sich in seiner Haut unwohl fühlen* wie in einem Chagrinleder, einem zu engen Anzug, der unter den Armen und über den Schultern spannt, einem Anzug, der demjenigen zu schwer ist, der ihn tragen, sich in ihm bewegen muß. Als bestünde eine völlige Unvereinbarkeit zwischen der fleischlichen Masse des menschlichen Körpers und der Raum-Zeit ohne bekannten Anfang und Ende seines Auf-der-Welt-Seins – denn Geburt und Tod, Glaubensdinge entziehen sich dem unmittelbaren Bewußtsein –, zwischen den *inneren Horizonten*, die man schnell für unergründlich hält (für ein *Unding*, bar jeden Sinns), und dem realen Horizont dieser Welt, dem wir uns, wie Merleau-Ponty bemerkt, *zunächst durch den Blick nähern.*

Der schöne Spaß der Beschleunigung der Dampfeisenbahn brachte bereits eine ganze Reihe von Möglichkeiten mit sich, »das Fleisch zu zerstören«, und da die optische Täuschung während der Fahrt dazu führte, den äußeren Horizont zu durchschauen, besaß sie die Macht, ihn in Abgründe und Schlünde zu verwandeln, die sich bald als genauso gähnend erwiesen wie die unserer inneren Horizonte. Seither könnte man die Beschleunigung als eine *Versuchung des schweren Menschen* bezeichnen, die das wahrgenommene Universum in den Abgrund stößt; als ein *Weltende*, wo in Anlehnung an Flauberts heiligen Antonius jeder angesichts der fortschreitenden Ausdehnung des Nichts unseres Universums ausrufen könnte: »Ein Abgrund hinter mir, ein Abgrund vor mir, rechts, links, oben, unten, überall Dunkelheit!«

Die Schnelligkeit einer Gattung ist für sie immer der Hinweis auf einen frühzeitigen Tod. Die mechanische Überbelastung als Begleiterscheinung einer gewaltigen muskulären Anstrengung ist sowohl beim Menschen als auch bei anderen Wirbeltieren, die bei der Jagd oder der Flucht vor anderen Räubern ihre Schnelligkeit unter Beweis stellen, die Ursache für zahlreiche psychische Störungen und ein wesentlicher

Wirkungsfaktor beim Altern. Zu Beginn des industriellen Zeitalters sterben die Arbeiter jung, erschöpft vom Takt der täglich zu verrichtenden schweren Arbeit und von den körperlichen Anstrengungen, die für die Fortbewegung aufgebracht werden mußten – die Armeen der Massenkriege gegen Ende des 18. und zu Anfang des 19. Jahrhunderts verloren mehr Männer auf endlosen Gewaltmärschen als auf dem eigentlichen Schlachtfeld. Im Gegensatz dazu verlängert sich mit der Mechanisierung der Produktion und des Transports die mittlere Lebenserwartung der Menschen zum Teil, dank einer gewissen Drosselung der motorischen Impulse, eines geringeren physischen Aufwandes.

Da die Erfindung des Motors für die meisten Menschen eine längere Lebensdauer bedeutete, schuf sie eine neue Angst vor der Zeit, die Angst vor einem *Zuviel an Zeit*, das verbunden ist mit einer geringeren Menge von Bewegungen des schweren Körpers und mit der veränderten Beschaffenheit seiner motorischen Leistungen, eine Art von Müßiggang, die durch die Einschränkung unserer körperlichen Aktivität auch unser Denken einschränkte.

Wenn die Griechen im Zuge ihrer Zivilisation den ursprünglichen Sitz der Seele vom Herzen – diesem bei jeder körperlichen Anstrengung so stark beanspruchten Organ – ins Gehirn verlegten, dann ging es mit Sicherheit darum, eine neue Antwort auf diese *Schwankung der Dimension* zu geben, der der menschliche Körper seit Urzeiten unfreiwillig ausgesetzt ist. Von nun an glaubt der »bewußte« Mensch einer betriebsamen Sklavenhaltergesellschaft, in der mit der Lebenserwartung der Eliten auch die Erwartungshaltung gestiegen ist, seinen Dimensionsanzug genauso zu beherrschen wie die umliegenden Territorien.

Diese aus der Verringerung oder Einschränkung der Bewegung hervorgegangene Erwartung wurde seinerzeit als ein beachtenswertes Phänomen betrachtet, und die Vorstellung, daß die Philosophie stellenweise und fast selbstverständlich nicht mehr nur als eine »wesentliche Problematisierung der Zeit« (Bachelard) erscheint, sondern fast wie eine Problematisierung der neuen Freiheit, *einer sich verlängernden Zeit Gewicht zu verleihen*[3], kann einen zum Schmunzeln bringen.

Es ist bekannt, daß dem antiken Weisen in den überlieferten Legenden gern ein langes Leben beschieden ist. Wie die langsamen Gattungen stirbt er in fortgeschrittenem Alter, sogar mehr als hundertjährig, es sei denn, er entscheidet sich, seine sterbliche Hülle freiwillig aufzugeben.

Vielleicht ist die Philosophie nichts weiter als eine müßiggängerische (und häufig unnütze) Problematisierung, die aus dem Verschwinden einer überflüssig gewordenen körperlichen Anstrengung hervorging.

Der gesunde Menschenverstand *(logos)* ist nicht nur die Kunst, sich ins Unvermeidliche zu fügen, sondern für den Stoiker ist er darüber hinaus ein *ewig währendes Gut*, ein Heilmittel gegen die Enge des Dimensionsanzugs. Seneca sagt, daß derjenige, der zu Weisheit gelangen will, sich nicht scheut, seinem eigenen Jahrhundert alle vergangenen und kommenden Jahrhunderte hinzuzufügen, denn seine Arbeit verschafft ihm Zugang zu ihnen allen, keines bleibt ihm verschlossen: Durch die Vergrößerung unserer Seele steht uns ein langer Zeitraum offen, den wir ausfüllen, heißt es in *Über die Kürze des Lebens.*[4]

Als dagegen das große Rom zur Sklavin seiner Sklaven und Söldner wurde, warnte der Stoiker vor den Gefahren, die eine Zusammenhanglosigkeit der Bewegung für das Denken und seinen Frieden bedeute, da sie letztlich nichts anderes sei, als eine Unmäßigkeit, eine Inkontinenz desjenigen, der die Welt mit den Augen erschließt und alles auf den Blick bezieht und damit zum Opfer einer übertriebenen Willkür der menschlichen Bewegung wird: »Es gibt nämlich manches, was auch unseren Körper mit einer Art von Schmerz erfreut, wie sich umzudrehen und zu wechseln die noch nicht ermüdete Seite und bald in diese, bald in jene Lage sich zu werfen.... Daher unternimmt man Reisen ins Blaue und durchstreift Küsten, und bald mit dem Wasser, bald mit dem Land versucht sich die stets dem Gegenwärtigen feindliche Unbeständigkeit ... Eine Reise wird nach der anderen unternommen, und Schauspiele wechseln mit Schauspielen ab.« Und Seneca fügt hinzu: »Das hat manche in den Tod getrieben: weil sie durch den häufigen Wechsel ihrer Absichten auf dasselbe zurückkamen und nicht übriggelassen hatten für die Neuheit einen Platz, begann ihnen überdrüssig zu werden das Leben und die Welt selber, und es stellte sich die Frage innerlich faulen Genußlebens ein: ›Wie lange noch dasselbe?‹«[5]

Wie in der rätselhaften biblischen Erzählung, in der Jakob sich bis zur Morgenröte mit jemandem mißt, der unermeßlich ist, ohne daß einer den anderen überwältigen könnte. Dieser Jemand, den Jakob nicht zu überwältigen vermag, ist vielleicht weder ein Engel noch Gott, sondern Jakob selbst, der der Lächerlichkeit seines Umfangs ausgeliefert ist und nach einer Nacht wilden Kampfes die Grenzen seines eignen Körpers anerkennen muß, »dieses unerträglichen Weggefährten, dem man nicht entkommt«.

Schon ist die vergeblich durchwanderte Welt nichts weiter mehr als ein schmales Ruhebett, die größten zurückgelegten Entfernungen nur noch eine Folge kleiner Bewegungen, die den halb ruhenden Körper weniger ermüden denn erfreuen, es sei denn, die Macht der Bewegungslosigkeit verwandelt den Genießer am Ende in einen lebendigen Toten, indem sie dazu führt, daß er sich nicht mehr an sich selbst zu erinnern vermag, so daß er jemanden braucht, der ihm seine Körperstellung sowie den Ort, an dem er sich befindet, nennt. So wie dieser Römer, der sich aus dem Bad zu seiner Sänfte tragen ließ und seine Sklaven fragte: »Sitze ich jetzt?«

Die heutigen Fortschritte im Transport- und Übertragungswesen haben diese unbemerkte Pathologie der Fortbewegung nicht mehr von hier nach da, sondern vom *Da-Sein* zum *Nicht-mehr-Da-Sein* nur noch gesteigert. Von der Abschaffung der körperlichen Anstrengung des Gehens über den sensomotorischen Verlust durch die ersten schnellen Transportmittel hat man schließlich einen Zustand erreicht, der dem Verlust der Sinne ähnelt. Es ist ein weiter Weg von den ersten Eisenbahnwaggons ohne Dach, die mit ihrem Geruckel, ihren harten Sitzbänken aus Holz, ihrer klirrenden Kälte und der Ungeschütztheit gegen den Wind, mit ihren Rauchwolken, die in den Augen beißen und die Fahrgäste mit Ruß bedecken, eher Volksfestkarussells vergleichbar sind, bis zu den Hochgeschwindigkeitszügen und den Cockpits der Überschallflugzeuge, die abgeschlossen sind gegen die Außenwelt, die sie dennoch mit einem Höllenlärm durchqueren.

Der Verlust der Reiseeindrücke wurde kompensiert durch die Ausstrahlung eines Films auf einer großen Leinwand. Der Reisende erschließt sich die Welt zwar immer noch mit dem Auge, allerdings übernimmt jetzt der kinematische Motor für ihn das Vorübergleiten einer Landschaft, die wegen des Verfremdungseffekts der Höhe verschwindet und erstarrt.

Im 19. Jahrhundert, als die Revolution der Transportmittel voll im Gange war, prophezeite Jules Michelet: »Da jeder Klimawechsel ein Heilmittel ist, wird die zukünftige Medizin eine vorbeugende Emigration sein ...« Infolgedessen empfiehlt er den Damen der guten Gesellschaft, ihren Wohnsitz aufzugeben und

»es den Wandervögeln gleichzutun, die der schönen Jahreszeit entgegenfliegen«. Jedoch warnt er seine »teuren an Überdruß Leidenden« vor der Geschwindigkeit des Schnellzuges: »Wenn man innerhalb von zwanzig Stunden von Paris ans Mittelmeer gelangt und dabei stündlich eine andere Klimazone durchquert, so ist das die unvorsichtigste Sache überhaupt, der sich ein nervöser Mensch aussetzen kann.« Die im letzten Jahrhundert praktizierte Emigration aus Gesundheitsgründen setzte bereits einen *neuen Zeitplan* voraus, den ein geotropischer Zug notwendig machte, der Ähnlichkeiten mit der Weltraum-Revolution aufwies.

Saint-Simon, der Lehrmeister von Jacob Emile Pereire[6] und Ferdinand Marie Lesseps[7], schrieb: »Die Erde hängt vom Universum ab. Sie ist dem Pendel einer Uhr vergleichbar, die ihn umschließt und ihm seinen Rhythmus vorgibt. Der Mensch hängt ab von der Erde, auf der er lebt, er ist wie das von einer Uhr umschlossene Pendel.« Die Beschleunigung der Transport- und der Übertragungsmittel, zu der die Schüler Saint-Simons wesentlich beigetragen haben, ließ schon bald die Uhren und Pendel falsch gehen. Michelets Kranke überspringen die Jahreszeiten, und Cendrars' stellt in der Transsibirischen Eisenbahn allmorgentlich seine Uhr richtig, *weil der Zug vorwärtskommt und die Sonne zurückbleibt.* Durch die Erfindung des Motors, der eine nie dagewesene Anzahl an Bewegungen erzeugt und *mit einem Schlag das hervorbringt, was die Zeit nur nach und nach zuläßt* (Morand), werden die Menschen daran gewöhnt, die Erde nochmals zu bereisen, allerdings nicht mehr als Wesen, die den physikalischen Gesetzen unterworfen sind, oder als Gefangene der Uhr Saint-Simons, sondern als ihre Rebellen, als ihre Außenseiter und Ausbrecher.

Im 19. Jahrhundert verfügte man über nur wenige technische Möglichkeiten, um den materiellen Voraussetzungen einer noch mit niedriger Geschwindigkeit verlaufenden Existenz zu entkommen und den Luxus einer Reisezeit aufrechtzuerhalten, die die gesamte Lebenszeit in Anspruch nahm.

Elisabeth von Österreich-Ungarn, die den Spitznamen »die Lokomotiven-Kaiserin« trug, verschwand jährlich für fast dreihundert Tage auf ihren Reisen nach Korfu, Venedig, in die Karpaten, an die Riviera ... Und dennoch vermochte dieses andauernde Fahren mit der Eisenbahn sie nicht von ihrem physiologischen Widerwillen gegen den der Erdanziehung unterliegenden Körper zu heilen. Aus diesem Grunde hatte sie den definitiven Entschluß gefaßt, bei ihren 1,72 Metern Körpergröße nie mehr als 50 Kilo zu wiegen und sich eine Milch-Orangen-Diät verordnet, wenn nötig sogar totales Fasten, womit sie eine Mode begründete, die später allgemeine Verbreitung finden sollte.

1843 schrieb Heinrich Heine: »Durch die Eisenbahnen wird der Raum getötet, und es bleibt uns nur noch die Zeit übrig. Hätten wir nur Geld genug, um auch letztere anständig zu töten!«[8] Dieses Geld sollte gefunden werden, und zwar im Überfluß. Dieser Aufgabe stellten sich zuerst die großen Ferien- und Badeorte sowie der Mechanismus der *Delokalisierung der Lokalität*, der sich durch die Auflösung der Erscheinungen der realen Welt in eine Reihe von kurzlebigen Kulissen auszeichnet. Der *Eingriff* in die Natur durch einen wissenschaftlichen und technischen Materialismus wird begleitet von ihrer *Inszenierung* durch eine kosmopolitische Elite. Diese zweite der beiden Utopien sollte sich als die hartnäckigere erweisen, und sie war es, die schließlich das Fundament legte für die heutige Gesellschaft in der uns bekannten Form – die letzte Form kolonialer Ausbeutung, eine Endokolonisation, die selbst noch die Dekolonisation überlebt.

An den Ufern und kurz unterhalb der Gipfel, bereits die ersten bevorzugten Siedlungsgebiete dieser letzten Zivilisation ähneln sehr dem nihilistischen Standort der Krieger Julien Gracqs, dieser Spezies von Herumtreibern an den Grenzen, Spaziergängern der Apokalypse, die frei von materiellen Sorgen am Rand ihrer gezähmten Abgründe leben und ihren Lebensunterhalt mit der Arbeit der Eingeborenen bestreiten, deren Sitten und Glauben sie verletzen. Mit der Errichtung von Ferienclubanlagen oder Palästen inmitten zumeist ärmlicher und widriger Regionen, wo sie nunmehr an Vorposten erinnern, knüpft der heutige internationale Tourismus an die koloniale Gewalt an und erneuert sie.

Vergessen wir aber dennoch nicht, daß es ohne schnelle Schiffe keine Handelsniederlassungen in den Kolonien gegeben hätte, ohne Eisenbahnen keine großen Urlaubszentren, ohne Auto und Flugzeug keinen weltweiten industriellen Tourismus. Auf den ersten Blick ist es trotzdem paradox, daß die *Langeweile* – das sich immer wieder einstellende Gefühl einer Zeit, die nicht verrinnt – im Motor ein Heilmittel finden kann, in einer Maschine, die per definitionem lediglich sich Ähnelndes zu produzieren in der Lage ist und deren Bewegung sich immer gleichbleibend wiederholt. Es sei denn, dieses Dilemma wird durch die einzige Variationsmöglichkeit gelöst, über die ein Motor eben verfügt: die *Beschleunigung.* Das Problem der motorischen Geschwindigkeit beinhaltet allerdings seine eigenen Grenzen und damit eine spezifische *Langeweile,* die sich, wie Heine bemerkte, der *endgültigen Ausmergelung der Zeit durch die Geschwindigkeit* verdankt.

Es scheint, als erkläre diese Besorgnis, daß die *auserwählten Orte* der letzten Zivilisation seit dem 19. Jahrhundert mit den *Ejektionsorten* identisch sind, die im Falle der Touristenzentren, der Gipfel und Ufer mit instabilen tellurischen Verhältnissen auch noch permanenten Veränderungen unterworfen sind. An einem stürmischen Tag in den zwanziger Jahren unseres Jahrhunderts begeisterte sich ein junges Dienstmädchen, das niemals zuvor das Meer gesehen hatte, angesichts der Gewalt der steigenden Flut: »Madame«, sagte sie zu ihrer Herrin gewandt, »was für ein riesiger Motor da eingebaut sein muß, um all das so sehr in Bewegung zu bringen!«

Dem Mädchen, das das Element jeder Romantik beraubte, da sie ihre Sache nicht war, erschien das Meer wie eine riesige, in Betrieb befindliche Maschine. Womit sie nicht einmal unrecht hatte, denn das Meer (und die Berge) offenbaren die wichtigsten Bereiche der klassischen Mechanik – die Kinematik und die Dynamik – in natura: Das Meer vermag Körper in einen der Schwerelosigkeit ähnlichen Zustand zu versetzen, schwere Fahrzeuge zu tragen und sie zur schnellen Fortbewegung zu befähigen ... Die Neigung der Berge, ihre Steilheit bedingt die hohen Geschwindigkeiten des freien Falls sowie des Gleitens beim Skifahren. In der Motorik des geologischen Umfeldes selbst haben wir nicht so sehr die Gesundheit zurückgewonnen als vielmehr die hypothetische Befreiung des eigenen Körpers. »Auf dem Meer«, sagte Klaus Kinski einmal, »spürt man fast nicht mehr den Unterschied zwischen Geburt und Tod.«

Bei alledem handelte es sich um eine neue Form des Materialismus, der aus einer dromologischen (bzw. dromoskopischen) Konzeption des Universums hervorgegangen war: Die Artilleriefeuer und die Feuer der Dampfmotoren hatten seit dem Zeitalter der Aufklärung flächendeckend auf die Geschichte übergegriffen, indem sie die Physik und bald auch die »Naturphilosophie« veränderten. Der Physiker Sadi Carnot, Sohn des großen Lazare Carnot, veröffentlichte 1824 seine Überlegungen zur Antriebsstärke des Feuers[9], womit er zum Wegbereiter der Thermodynamik wurde, jener Theorie, die sämtliche Wissenschaften der Materie, des Raums und der Zeit von Grund auf verändern und im 20. Jahrhundert zu einer *globalen dynamischen Anschauung* der Welt und ihrer Biosphäre führen sollte, einem globalen Ökosystem ...

Es wurde behauptet, der amerikanische Pioniergeist habe darin bestanden, »den zur Verfügung stehenden Raum mit einer in der Geschichte der menschlichen Wanderbewegungen einzigartigen Gier aufgezehrt zu haben«. Allerdings hatte die kosmopolitische Elite diese Aufzehrung bereits vorweggenommen, die heutzutage jedermann überall erlebt, worauf die mit immer größerer Nachdrücklichkeit gestellte Frage nach der Nützlichkeit einer Menschheit hindeutet, die jede produktive Beziehung zu ihrer Lebensumwelt, zur Erde verloren hat, die bald schon nur noch ein Durchgangsort, eine verwaiste Baustelle sein könnte. Im Zeitalter des Proletariats nahmen die Touristenorte die Beliebigkeit der Bewegungen und damit die verhängnisvolle Willkür der Handlungen bereits vorweg.

Die beliebten Strandspiele zeichnen sich durch eine symbolische – meist introvertierte – Funktionsweise aus: Regatten, Polo, Golf, Tennis ..., sämtlich Sportarten kolonialen oder indigenen Ursprungs, denen eine außerordentliche Entwicklung beschieden sein wird, weil sie keinen Nutzen haben, außer dem, die sich in die Länge ziehende Zeit totzuschlagen. Im übrigen ist die Bezeichnung »Ort« im hier erläuterten Zusammenhang durchaus mißverständlich. Die Ferienorte sind nämlich keine organisch wachsenden Dörfer oder Städte, in denen man sich niederläßt, sondern provisorische Zwischenstationen auf einer verallgemeinerten Reise. Anfangs blieb man für ein oder zwei Jahre, dann für eine (Hoch- oder Neben-)Saison, und zu guter Letzt, mit der Beschleunigung der Verkehrsmittel, für einen Monat, einige Tage, ein Wochenende, einige Stunden, um »einen Eindruck von der Gegend zu bekommen« ...

Kurz vor seinem Tod stellt Flaubert empört fest, daß die Pariser »Landhäuser in der Art von denen in Enghien[10] und künstliche Felsen für ihre Gärten« mit nach Trouville[11] gebracht hätten. Diese Form des Ausgleichs für den Ortswechsel und die daraus resultierende Unvertrautheit, diesen Erhalt des Ambientes der Vororte großer Städte, auf den man in den Kolonien genauso stößt wie in den Vereinigten Staaten, wird nicht lange beibehalten werden. Bald schon ist *Bauen* gleichbedeutend mit *Reisen*, vergleichbar den *Dioramen*, deren kinematischer Realismus den Reisenden des 19. Jahrhunderts einer harten Prüfung unterzog: »Ich konnte es kaum noch erwarten«, schrieb Chateaubriand, »daß man endlich Jerusalem und Athen nach Paris schafft« ..., und genauso schaffte man später maurische Kasinos nach Arcachon, babylonische Paläste an die Côte d'Azur oder tropische Gärten auf die Ile de Batz. Zahlreiche Bücher wurden diesen Stätten des Vergnügens gewidmet, wo sich die Normen der permissiven Gesellschaft abzeichneten, die dann die verschiedenen Massenmedien popularisieren sollten ... *Eine finstere Gesellschaft, die im Lichte der senkrecht stehenden Sonne lügt*, stellt Paul Morand am Ende seines Lebens fest. Die bürgerliche Familie zerfällt, Partnerwechsel wird toleriert, Ehebruch eher geduldet, Körper werden, des Gewichts der Kleidung entledigt und bald auch vom Korsett befreit, zur Schau gestellt, die physischen Unterschiede zwischen den Geschlechtern schwinden, man ist körperlich aktiv, tanzt rund um die Uhr, ist erhitzt, erregt, bewegt sich munter drauflos ... In den achtziger Jahren konnte der Katalane Pere Duran Farell, Mitglied des Club of Rome, in einem Interview erklären: »Der Mensch ist kein Bewohner der Erde mehr. Er ist ein neues Wesen im Universum ... Alles Rationale des Menschen kann von Maschinen übernommen werden ... Die Rationalität ist zum unedelsten Teil des Menschen geworden. Was bleibt uns also? Es bleiben unsere Gefühle, unsere Freiheiten, Widersprüche, unsere Unordnung, unser Bedürfnis nach Liebe, die Anforderungen dessen, was wir für absurd halten.«

Was kann bei einer mit unnützen Beschäftigungen ausgefüllten Untätigkeit anderes übrigbleiben als Absurdität und Lächerlichkeit? Was bleibt vor allem vom gesunden Menschenverstand übrig, der die Kunst war, sich in das Unvermeidliche zu fügen, und die Beherrschung der Erwartung dessen, was da kommen mochte, während *Tempo vorlegen* gerade die Austilgung des Wartens und der Dauer bedeutet? Indem die Seele jetzt vom Kopf auf den Motor übergeht, befreit man den Menschen von einer Zukunftsangst, die keine Daseinsberechtigung mehr besitzt, da alles bereits da ist, hier und jetzt, zugleich anwesend und verschwunden in der unmittelbaren Apokalypse der Nachrichten und Bilder, im schönen Spaß eines Weltendes! Nach dem Verschwinden der wechselnden Horizonte bleibt die natürliche Energie der *Ejektionsorte* erhalten, und die Zivilisation der Ränder kann als letztes Mittel gegen die Langeweile die »Extremsportarten« anbieten, die in Wahrheit solche des *allerletzten Augenblicks* sind. In diesem Zusammenhang möchte ich die Äußerungen des Arztes Touzeau zitieren: »Sowohl durch Verhaltensweisen, die Selbstmordversuchen entsprechen, wie etwa Magersucht oder Drogensucht, als auch durch riskantes Verhalten (zu schnelles Fahren, Motorrad fahren ohne Helm, *windspeed* usw.) glaubt der Mensch, die Vorstellung seiner Schwäche bewältigen zu können. Den Hintergrund für diese *Konfrontation mit den Grenzen* bildet das klassische Phantasma von der vollkommenen Beherrschbarkeit des eigenen Schicksals. In diesem Fall besteht die erzieherische Aufgabe darin, den Menschen wieder auf Worte und nicht auf Handlungen zu verpflichten.« Schwierige Rückkehr zur Kommunikation und zum Logos in einer im Niedergang begriffenen Kultur, in der sich mit der technologischen Beschleunigung der Unterschied zwischen Abfahrt und Ankunft – Geburt und Tod – so sehr verwischt, daß sie nicht mehr auseinanderzuhalten sind. Der englische Ausdruck *break-down* veranschaulicht sehr gut die Wechselbeziehung zwischen einem Defekt und einem abrupten Fall, einem Niedergang.

In Zukunft *steigt man nicht mehr auf, man fällt.* In einer einstmals menschenleeren Gegend der Normandie ahmen jedes Jahr Tausende von Touristen den Sturz der Engel nach, indem sie sich vor den Objektiven der Videokameras, die hier genauso unerläßlich geworden sind wie andernorts auch, von den Pfeilern des Viadukts über die Souleuvre in die Tiefe stürzen. »Bungee-Springen«, wiederholbare Simulationen der letzten Ejektion als Vorstufe zur *near death experience.*

Der Neurologe Didier Vincent schrieb kürzlich: »Da das Gehirn keine Langeweile mag, berauscht es sich am Sport, am Sex, an Freizeitbeschäftigungen, an Drogen.« Ergänzen ließe sich diese vorsichtig zurückhaltende Aufzählung um die Suche nach Grenzsituationen oder um die Freude daran, das Blut von Tieren und Menschen fließen zu sehen, die mit dem sich ankündigenden weltweit herrschenden Bürgerkrieg und der Normalisierung privater Terrorakte reichlich befriedigt werden kann.

Diese unterschiedlichen Arten des Rausches lassen in erster Linie auf die aufsehenerregende Ausbreitung einer Lebensweise schließen, bei der sich nunmehr – in der Nachfolge einer extravaganten kosmopolitischen Elite – jedermann im Abfahren übt; wobei das Freisetzungspotential der Medien letztlich zu einer Vielzahl von energischen Unterbrechungsversuchen des bewußten Lebens führt. Infolgedessen könnten die Äußerungen Didier Vincents denjenigen Michel Imberts von der Universität Pierre-et-Marie-Curie gegenübergestellt werden, der das Vorhandensein einer *Plastizität des Gehirn* konstatiert, einer neuronalen Aktivität, die die Fähigkeit besitzt, sich wieder neu zu regenerieren oder selbst zu zerstören, je nach Beschaffenheit und Anzahl der vom Menschen gemachten Erfahrungen, das Denkvermögen zu zerstören oder zu stärken, was dann zur *verzögerten Handlung* führt, zur Antizipation, insbesondere in Bereichen, in denen Innovation und Erfindungsgeist notwendig sind.

Betrachtet man von den verschiedenen Arten des Rausches, die Didier Vincent nennt, den Leistungssport etwas genauer, dann wird man feststellen, daß das Ziel des Trainings in der Synchronisierung der Bewegungen auf Kosten ihrer Diachronie besteht. In der Tat geht es um eine größtmögliche Reduzierung der *Zeit für die Bewußtseinsprozesse* des Menschen, so daß der Körper selbständig zu handeln scheint, losgelöst vom Denken, mit einer Weltvergessenheit, die ihn jedes Zweifels und Zauderns entledigt.

Der Hochleistungssportler darf seine Zeit nicht mit zu langem Nachdenken verlieren, er schenkt nicht sich selbst Beachtung, sondern seinem Videomonitor, bis dann eines Tages die Autos bei Autorennen computergesteuert und die Leistungen des Radrennfahrers ferngesteuert werden. Der Arzt Michael Prüfer, der Held einer neuen, als »Hochgeschwindigkeitsskifahren« bezeichneten Disziplin, hat bei den Olympischen Winterspielen 1992 in Albertville eine Geschwindigkeit von 229 km/h erreicht. Um solche Ergebnisse erzielen zu können, hat dieser Übermensch seine Kleidung und seine Körperhaltung im Windkanal des Staatskonzerns

Renault erprobt wie ein Auto. Wenn er auf der Piste erscheint, trägt er den Kopf unter einem Helm mit der Form eines Cockpits, der Körper ist in einen durchschimmernden Rennanzug aus Plastik gezwängt, eine Art zweiter Haut, eine Geschwindigkeitshaut, die so eng ansitzt, daß er mehrere Stunden benötigt, um sich ihrer wieder zu entledigen. »Zu 50 Prozent verdanken sich meine Leistungen der Technik«, erklärt er, »im übrigen ist das Training in Autotunneln überholt, und man muß sich zunehmend an den Windkanälen für die Flugzeugentwicklung orientieren.« Und er fügt noch hinzu: »Ich betreibe keinen Sport, ich entwickle Geschwindigkeit ... *Man denkt nicht nach, man denkt nur an die Geschwindigkeit!*«

Henri de Montherlant, der in seiner Jugend sehr viel Sport betrieb, erinnerte sich: »Beim Fußballspiel war ich dabei, beim Wettlauf gab ich mich hin ..., ich hatte mich auf die 100-Meter-Strecke spezialisiert. Das ist eine Strecke für Idioten, und deshalb war ich erfolgreich!« Das Fußballspiel erfordert keinen Verlust des Bewußtseins, so wie er etwa vom 100-Meter-Läufer verlangt wird, der loslaufen muß *wie eine Rakete*, um schon im nächsten Augenblick am Ziel zu sein. Und trotzdem vertritt der Theatermann Marcel Maréchal die Meinung, daß »der Fußball ein schöner Sport« sei, »basisch und vollkommen dämlich, denn im Gegensatz zum Rugby wird er nur mit den Füßen gespielt. *Und die Füße sind nicht so firm wie die Hände!*«

Bei den hochgradig mit anabolen Stereoiden gedopten Athleten läßt sich feststellen, daß die regelmäßige Einnahme dieser Mittel über einen längeren Zeitraum nicht nur ihrer körperlichen Gesundheit schadet, sondern auch zu einer tiefgreifenden Störung des Gehirns führen kann: zu einem Ausfall des Urteilsvermögens, der demjenigen des lebendigen Toten bei Seneca vergleichbar ist, der sich weder an sich selbst erinnert noch an den Ort, an dem er sich gerade befindet.

Es dürfte deutlich geworden sein: *Rausch bedeutet, sich zu desinformieren.* Wenn man der These Michel Imberts über die Plastizität des Gehirns (seine Fähigkeit, sich je nach Beschaffenheit und Anzahl der vom Menschen gemachten Erfahrungen wieder selbst zu regenerieren oder zu zerstören) Glauben schenkt, dann würde sich die postindustrielle Welt nicht selbst dekonstruieren, und die Zunahme solcher Praktiken, die auf den zweifelhaften *Weltschmerz* zurückzuführen sind, könnte bald schon aus einer Neuronenaffäre eine Staatsaffäre machen!

Paul Morand rühmte sich zu Beginn unseres Jahrhunderts noch, »der großen Geheimgesellschaft der Müßiggänger« anzugehören, »die sich der Verachtung einer Welt erfreut, die zuviel arbeitet«. Allerdings währte dieser Stolz nicht besonders lang. Kurz nach der Einführung der ersten bezahlten Urlaubstage sollte er ein kleines Handbuch *Für die neuen Müßiggänger* (A l'usage des nouveaux désœuvrés) verfassen und – wie bereits Schopenhauer vor ihm – seiner Sorge über die Zukunft einer Welt Ausdruck verleihen, in der die herrschende Ordnung und der Staat Bürgerkriege befürchten müßten, die eher von der Langeweile als vom Elend entfesselt würden.

Die den Revolutionären von 1848 so wichtige Forderung nach dem *8-Stunden-Tag* war kurz nach dem Bau der ersten Eisenbahnverbindungen in Richtung Kanalküste aufgekommen. André François Poncet bemerkte später zu diesem Programm der Dreiteilung des Tages (acht Stunden Arbeit, acht Stunden Schlaf, acht Stunden Freizeit): »Es vereinigt alle Vorteile einer revolutionären Forderung, ohne dessen Nachteile aufzuweisen, und zudem gebührt ihm das Verdienst, Einheit zwischen allen Parteien zu stiften, von den Gemäßigten bis zu den Extremisten.«

Wer von den Männern an der Macht, ob Politikern oder Presseleuten, hätte denn auch ernsthaft etwas einwenden können gegen die Anerkennung eines Rechts auf Herauslösung von 16 Stunden des Tages, die unweigerlich zu einer *unterschwelligen Legalisierung der Desinformation führen würde*, zu einer totalen Mediatisierung.

Die seit etwa vierzig Jahren bestehende und bis zum Äußersten getriebene Kommerzialisierung des Fernsehens sollte durch die Demokratisierung des Zugangs zur Grenzgeschwindigkeit der elektromagnetischen Wellen *das Verschwinden der alten Geschwindigkeitsklassen zur Folge haben*.

In den modernen Demokratien war die Revolution der Übertragungen das, was die Revolution der industriellen Transportmittel im vorigen Jahrhundert war. Die disfunktionale Gesellschaft der Ghettos wird bald schon zu einem Spiegelbild der disfunktionalen Gesellschaft der Badeorte, der aus der Eisenbahnreise geborenen überflüssigen Städte werden. Die modernen *Touristen aus Verzweiflung* folgen den lebensüberdrüssigen Touristen, den Tuberkulose- und Neurasthenie-Touristen nach, die mit ihrem Haß auf die bestehende Welt die Badeorte des 19. Jahrhunderts füllten.

Arbeitslosigkeit, mangelnde soziale Ordnung und tiefstes Elend werden zu einem Zustand der Untätigkeit führen, der demjenigen der Reichen oder Kranken vergleichbar ist, die einer vertrauten Welt entfliehen, die wirklich nicht mehr lebenswert und gesundheitsschädlich geworden ist.

Touristen aus Verzweiflung. Wie die Albaner, die nur halbbekleidet und ohne Gepäck an der feindseligen Küste des Mezzogiorno – der unterentwickeltsten Region innerhalb der Europäischen Gemeinschaft –

landeten, um festzustellen, daß sie an der Nase herumgeführt wurden und daß es das im westlichen Fernsehen zur Schau gestellte Schlaraffenland in Wahrheit niemals gab. Zu den Motiven seiner Auswanderung befragt, sollte einer dieser Verirrten erklären, er habe in einem italienischen Fernsehsender eine Reklame für Katzennahrung gesehen. Die Tatsache, daß man einem kleinen Tier seine Nahrung auf einem silbernen Teller darreicht, hatte ihn auf eine unwiderstehliche Weise zu seiner Abreise gedrängt: *wenn man schon die Tiere so behandelte, wie würde man dann erst die Menschen behandeln?*

Die Antwort auf diese neuerliche geopolitische Umschichtung durch die Werbung sollte der ehemalige Präsident Italiens, Andreotti, geben: »Italien ist nicht in der Lage, diese Abertausenden von Albanern aufzunehmen, die unsere Küsten belagern.« Der Großteil der Reisewilligen wird erbarmungslos ins Stadio della Victoria verfrachtet, bevor man sie in ihr Heimatland abschiebt. Um die Gemüter zu beruhigen und um die Menschen zum Einstieg in die Busse zu bewegen, die sie zum Flughafen bringen sollen, brauchte man ihnen nur einzureden, die Flugzeuge würden sie in die Vereinigten Staaten ausfliegen ...

Nach einem kürzlich veröffentlichten Bericht der UNESCO lebten im Jahre 1993 120 Millionen Menschen außerhalb der Grenzen ihres Herkunftslandes.

Vom Übermenschen zum überreizten Menschen

Für den modernen Menschen
ist es nicht mehr wichtig,
Lust oder Unlust zu empfinden,
sondern angeregt zu werden.
Friedrich Nietzsche

Das Problem der Technik ist untrennbar verbunden mit dem *des Ortes* der Technik. Genauso wie es unmöglich ist, die NATUR zu begreifen, ohne sofort die Frage nach dem NATÜRLICHEN MASSSTAB zu stellen, ist es unnütz, von der technologischen Entwicklung zu sprechen, ohne unmittelbar die Frage nach der Größe, der Dimensionierung der neuen Technologie aufzuwerfen.

Nachdem einst Begriffe wie *Superstruktur* und *Infrastruktur* von Bedeutung waren, gewinnt heute ein dritter Begriff zunehmend an Gewicht: *Intrastruktur*. Die jüngste nanotechnologische Miniaturisierung ermöglicht nämlich das physiologische Eindringen, ja sogar die künstliche Befruchtung von Lebewesen mit Hilfe der Biotechnologien.

Nachdem die Entwicklung der Wissenschaften und der technischen Wissenschaften schon seit langem zur exzentrischen Kolonisierung der geographischen Ausdehnung des *territorialen Körpers* wie der geologischen Dichte der Erde beigetragen hat, führt die jüngste Entwicklung in diesen Bereichen jetzt zu einer fortschreitenden Kolonisierung der Organe und Eingeweide des *menschlichen Körpers*, wobei die Invasion der Mikrophysik diejenige der Geophysik zum Abschluß bringt. Es handelt sich um die letzte politische Form einer Domestizierung, mit der jetzt – als Fortführung der genetischen Manipulation der Tiergattungen und der Dienstbarmachung der sozialen Verhaltensweisen des Menschen – das Zeitalter der verinnerlichten Komponenten anbricht.

Der *Ort der Spitzentechnologie* ist heute in der Tat weniger in der Grenzenlosigkeit des unendlich Großen eines beliebigen Planeten oder des Weltraums zu suchen als vielmehr im unendlich Kleinen unserer Eingeweide und Zellen, aus denen sich die lebendige Materie unserer Organe zusammensetzt.

Der Verlust, oder genauer gesagt: der Untergang des realen Raums jeder (physischen oder geophysischen) Ausdehnung zugunsten ausschließlich der Abwesenheit eines zeitlichen Intervalls der Teletechnologien der *Echtzeit* führt unweigerlich dazu, daß *sowohl die Technik als auch die Mikromaschinen in das Innere der Organe von Lebewesen eindringen.*

Das Ende der Vorherrschaft der relativen Geschwindigkeit des mechanischen Transports einerseits und der plötzlich sich durchsetzende Primat der absoluten Geschwindigkeit elektromagnetischer Übertragungen andererseits liquidieren tatsächlich zusammen mit der Ausdehnung und der Dauer der »eigenen Welt« das ontologische Privileg des INDIVIDUELLEN Körpers, dieses »eigenen Körpers«, der seinerseits den Ansturm der Techniken, den molekularen Einfall und das Eindringen der Biotechnologien hinnehmen muß, die sich dazu eignen, seine Eingeweide zu bevölkern.

Aus diesem Grunde steht das Phänomen der Miniaturisierung von Motoren, Sende- und Empfangsgeräten und anderer Mikroprozessoren am Ende dieses Jahrtausends im Zentrum des Problems der Technik und demzufolge auch im Zentrum der Frage des postindustriellen DESIGNS.

Nach der industriellen Revolution und der Revolutionierung der Techniken für die unmittelbare Übertragung im Zeitalter der großen Massenkommunikationsmittel, erleben wir jetzt den Beginn der allerjüngsten Revolution, diejenige der TRANSPLANTATIONEN nämlich, die mit der Macht verbunden ist, den lebenden Körper mit stimulierenden Techniken zu bevölkern, was sage ich: zu versorgen, ganz so, als würde die Physik (die Mikrophysik) in einen direkten Wettbewerb mit der Chemie der Nahrungsmittel und der Rauschgifte eintreten wollen ...

Während sich die technische Entwicklung seit Urzeiten immer am Erdhorizont und an der Oberfläche der Kontinente orientierte, bereitet man sich jetzt, das heißt nach der Erfindung von hydraulischen Systemen, Kanälen, Brücken und Straßen – von *Megamaschinen* also, die dank der Schaffung städtischer Infrastrukturen in der Entwicklung der Schienen- und Autobahnnetze ihre Vollendung erfahren sollten (wobei die elektrischen Leitungen und die Verkabelung das zum Abschluß brachten, was bereits mit der Revolution der physischen Fortbewegung vollendet worden war) –, man bereitet sich jetzt also darauf vor, die Masse des Lebendigen mit Mikromaschinen auszurüsten, mit deren Hilfe unsere Fähigkeiten wirkungsvoll zu stimulieren sind: Der Invalide, der dank seiner Ausrüstung seine Behinderung überwinden kann, wird plötzlich zum Vorbild für den mit Prothesen jeder Art überrüsteten Gesunden ...

Aus diesem Grunde muß folgender Tatsache Beachtung geschenkt werden: Wenn die Entwicklung der unterschiedlichen Ernährungsformen und der verschiedenen Eßgewohnheiten früher dank der Neuerungen, die der Ackerbau, das heißt zunächst die Seßhaftigkeit auf dem Land und später die urbane Seßhaftigkeit, hervorbrachte, zwangsläufig zur Entwicklung einer »Lebenskunst« und einer Kunst des

Wohnens führten, dann wird die neue Praxis der Aufnahme nicht nur von anregenden Mitteln und chemischen Stimulanzien, sondern auch von technischen Stimulanzien bald zu einer grundlegenden Veränderung des Verhaltens beitragen. Und diese wird nicht ohne nachhaltige Auswirkungen auf die Wohn- und Lebensverhältnisse bleiben. Das META-DESIGN der Sitten und der gesellschaftlichen Verhaltensweisen im postindustriellen Zeitalter wird das DESIGN der Formen des Objekts im industriellen Zeitalter ablösen. In diesem Zusammenhang sollten wir uns die Aussagen Nietzsches in seinem Spätwerk *Ecce homo* in Erinnerung rufen: »Ganz anders interessiert mich eine Frage, an der mehr das ›Heil der Menschheit hängt‹, als an irgend einer Theologen-Curiosität: die Frage der *Ernährung*. Man kann sie sich, zum Handgebrauch, so formulieren: ›wie hast gerade *du* dich zu ernähren, um zu deinem Maximum von Kraft, von Virtù im Renaissance-Stile, von moralinfreier Tugend zu kommen?‹«[1] Heute sind die technischen Wissenschaften damit befaßt, ihre Antwort auf diese Frage zu geben. Nachdem man uns stärkende Lebensmittel verabreicht hat, die Erzeugnisse landwirtschaftlicher Produktion, werden nun die Vorbereitungen dafür getroffen, uns mit Aufputschmitteln aller Art vollzustopfen und sie uns verdauen zu lassen. Hierbei handelt es sich nicht nur um die Masse der modernen *chemischen* Aufputschmittel wie Alkohol, Kaffee, Tabak, Drogen oder Anabolika, sondern auch um *technische* Aufputschmittel, die Erzeugnisse der Biotechnologie, *intelligente Tabletten*, mit deren Hilfe unsere geistigen Fähigkeiten angeblich weiter ausgereizt werden können. Schenken wir an dieser Stelle den Ausführungen von Honoré de Balzac aus dem Jahre 1838 unsere Aufmerksamkeit, der die Ahnungen Nietzsches um ein halbes Jahrhundert vorwegnahm: »Die Grundlage jeder Ausschweifung bildet eine Freude, die der Mensch jenseits der uns von der Natur auferlegten Gesetze wiederholen möchte. *Je weniger die menschliche Kraft in Anspruch genommen wird, um so mehr trachtet sie nach Ausschweifung.* Hieraus folgt: Je zivilisierter und befriedeter die Nationen sind, um so stärker geraten sie auf den Pfad der Ausschweifungen *– für das soziale Wesen Mensch bedeutet Leben, sich mehr oder weniger schnell zu verausgaben.*«[2]

Der Zustand unseres postmodernen Zeitalters, in dem die Aufputschmittel die Fortsetzung einer sich immer stärker beschleunigenden Verallgemeinerung der metropolitanen Seßhaftigkeit darstellen, die ermöglicht wird durch die Teleaktion, die künftig die unmittelbare Aktion ersetzen wird, kann nicht treffender beschrieben werden ... Die Bewegungslosigkeit und Passivität des postmodernen Menschen macht ein Mehr an Überreizung nicht nur bei der Ausübung offensichtlich entarteter Sportarten unausweichlich, sondern auch bei der Verrichtung alltäglicher Handlungen, wobei die sich den Techniken der Teleaktion in Echtzeit verdankende Emanzipation des Körpers zur Abschaffung der einst bestehenden Notwendigkeit sowohl der physischen Stärke als auch der Muskelanstrengung führt.

Die Erfindung des Herzschrittmachers, mit dessen Hilfe der Rhythmus des Lebens erzeugt, ja sogar ersetzt werden kann, bildet letzten Endes einen der Ausgangspunkte für diese Form biotechnologischer Neuerungen. Nach dem Zeitalter der »Verpflanzung« tierischer Organe ist jetzt die Zeit der »Verpflanzung technischer Apparate« gekommen, wobei die Vermischung von Technik und Lebendigem, die organische Heterogenität schon nichts mehr mit dem eines *Fremdkörpers* zu tun hat, der im Körper des Patienten eingefügt wurde, sondern sie besteht im *fremden Rhythmus*, der dazu dient, den Körper im Gleichklang mit der Maschine vibrieren zu lassen.

Wie sollte man angesichts dieser Tatsache noch annehmen können, daß die Dinge in ihrem Zustand verharren? Wie, daß diese plötzliche Stimulierung des Herzrhythmus durch eine Prothese nicht ihre Fortsetzung in weiteren Ausschweifungen finden wird, in der Verbreitung weiterer Verfahren zur Beschleunigung solcher Biorhythmen, die für zu langsam erachtet werden?

Tatsächlich handelt es sich bei alledem um die Verwirklichung des Traums, den die italienischen Futuristen vor einem halben Jahrhundert träumten: Ein menschlicher Körper, der dank der Miniaturisierung von beinahe unsichtbaren »Mikromaschinen« vollständig durch die Technik gespeist wird. Allerdings ist ein wesentlicher Unterschied in bezug auf die Größenordnung der Geschwindigkeit feststellbar, denn es geht nicht mehr darum, mit der Beschleunigung der Motoren zu rivalisieren, indem man den beweglichen Körper des Menschen der Lokomotive oder der elektrischen Turbine anpaßt, deren relative Geschwindigkeit mittlerweile überholt ist, *sondern es wird versucht, den menschlichen Körper an das Zeitalter der absoluten Geschwindigkeit der elektromagnetischen Wellen anzugleichen.* Das echtzeitliche Sende- und Empfangsgerät ersetzt künftig den Hochleistungsmotor, mit dessen Hilfe der reale Raum der Territorien mit größtmöglicher Geschwindigkeit zu durchqueren ist.

Wir sollten uns in Erinnerung rufen, daß der Wettlauf seit Urzeiten Ausscheidungscharakter besitzt: ein Ausscheidungswettlauf sowohl für den Räuber, der seine Beute möglichst schnell zu fassen vermag, als auch für die menschlichen Gesellschaften, die nicht dazu in der Lage sind, ihre Produktion und Distribution zu beschleunigen. Infolgedessen eliminiert man bei diesem »Wettlauf«, dieser wilden Konkurrenz, nicht nur den Gegner (das zu langsame Tier), sondern man eliminiert ebenso Elemente seines eigenen Körpers. Beispielsweise *verliert man Gewicht*, um in Form zu sein, man nimmt ab, um seine Reflexe, seine Nervenleitungsgeschwindigkeit zu verbessern ..., und gleichzeitig eliminiert man auch das natürliche Territorium, indem man es »leitfähiger«, geradliniger macht. Hieraus erklärt sich die Erfindung der INFRASTRUKTUR des Sportstadions, der Pferderennbahn oder des Flugplatzes, *wobei der reale Raum des Ortes, an dem der Wettlauf stattfindet, plötzlich zum Produkt der Echtzeit einer Strecke wird.*

Auf diese Weise gestaltet die Geschwindigkeit nicht nur den »territorialen« Körper entsprechend dem Vorbild des »animalischen« Körpers eines Läufers oder Athleten bis ins kleinste Detail, sie stellt ihn sogar vollständig wieder her. Handelte es sich einst um die *relative Geschwindigkeit* einer physischen Fortbewegung, dann handelt es sich heute um die *absolute Geschwindigkeit* der mikrophysikalischen Übertragungen, eine Grenzgeschwindigkeit, eine echte LICHTMAUER – nach der Schallmauer und der Hitzemauer –, durch die der Wettlauf und die existentielle Konkurrenz eine grundlegende Veränderung erfahren.

Da (entsprechend dem Gesetz der Relativität) die unüberschreitbare Schwelle für die Beschleunigung bei 300000 Kilometer pro Sekunde erreicht ist, *wird man jetzt die Eliminierung im Inneren der lebenden Materie verfolgen*, wobei die vitale Dynamik rekonstruiert wird, indem man das Lebendige, die Vitalität des Subjekts selbst phagozytiert. Die Förderung der Muskelbildung oder der Gelenkigkeit erfolgt nicht mehr allein mit Hilfe rhythmischer Übungen oder anaboler Substanzen, sondern die *Nervenfunktionen*, die Vitalität des Gedächtnisses oder der Einbildungskraft werden *sti-*

muliert, wodurch man eine Umstrukturierung der Empfindungen anhand buchstäblich mnemotechnischer Praktiken in die Wege leitet.

In diesem Stadium der Geschichte macht der Ausscheidungswettkampf keine Eliminierung von Gewicht mehr notwendig, um dem Körper eine größere Beweglichkeit zu verleihen und folglich geeigneter für den Wettlauf zu machen, sondern der Ausscheidungswettkampf verändert die Lebensrhythmen und schließt durch die Anbringung von *Ersatzorganen* selbst die Lücken des intraorganischen Raums des Subjekts.

In diesem Zusammenhang sollte den Überlegungen von Marvin Minsky[3] unsere Aufmerksamkeit gehören, der die Vorzüge dieser Form der physiologischen Rekonstruktion rühmt:

»*In Ihrem Schädel steht Ihnen der notwendige Raum dafür zur Verfügung, um zusätzliche Systeme und Speicher implantieren zu können.* Auf diese Weise können Sie jedes Jahr nach und nach mehr lernen, neue Wahrnehmungsformen, neues Urteilsvermögen, neue Formen des Denkens und der Einbildung hinzufügen.«[4]

Demzufolge löst sich das METADESIGN der neurologischen Wissenschaften zwar von der Gestaltung der Struktur oder der Infrastruktur eines industriellen »Objekts«, aber es regeneriert die Impulse der Nervenübertragung eines lebenden »Subjekts« und erzeugt infolgedessen hierbei eine Art *kognitiver Ergonomie*. Hierbei handelt es sich um die letzte Form einer neuroleptischen Verbindung, die man als die INTRASTRUKTUR des Verhaltens bezeichnen könnte.

In diesem Zusammenhang soll eine Tatsache in Erinnerung gerufen werden, die im allgemeinen nicht genügend Berücksichtigung findet und die sich ergibt aus dem Untergang des Primats der Ausdehnung des geographischen Raums zugunsten des jüngsten Primats einer Abwesenheit der Dauer der chronographischen Zeit: Die Anpassung des Körpers und seiner Lebensenergie an das Zeitalter der Teletechnologien der unmittelbaren Übertragung ist gleichbedeutend mit der Aufhebung der klassischen Unterscheidung zwischen *intern* und *extern* zum ausschließlichen Vorteil einer letzten Form von Zentralisierung, oder genauer: einer Hyperzentralisierung, *die der Zeit* nämlich, die einer »gegenwärtigen«, um nicht zu sagen, »echten« Zeit, die endgültig die Unterscheidung zwischen der Peripherie und dem Zentrum zunichte macht, so wie ein Aufputschmittel den Wechsel zwischen Wachen und wohltuender Ruhe aufhebt.

Während früher *gegenwärtig sein* bedeutete, *in der Nähe sein*, dem Anderen körperlich nahe zu sein, also gleichbedeutend war mit einem Visavis, einem Von-Angesicht-zu-Angesicht, bei dem das Gespräch ermöglicht wurde durch die Tragweite der Stimme und die Reichweite des Blicks, mindert die Entstehung der auf den Eigenschaften der elektromagnetischen Wellen basierenden *mediatischen Nähe* den Wert der unmittelbaren physischen Nähe der Gesprächspartner. Und dieser plötzliche Verlust der Distanz schlägt sich beim »Da-Sein« hier und jetzt nieder.

Wenn künftig nicht mehr nur agiert, sondern auch »teleagiert« – aus beliebiger Entfernung gesehen, gehört, gesprochen, berührt oder gefühlt[5] – werden kann, dann ergibt sich die unglaubliche Möglichkeit einer plötzlichen Persönlichkeitsverdopplung des Subjekts, durch die das »Bild des Körpers«, oder anders gesagt: die SELBSTWAHRNEHMUNG des Individuums nicht mehr lange unbeeinträchtigt bleiben kann. Früher oder später wird diese je eigene Wahrnehmung der Gewichtsmasse jede konkrete Evidenz verlieren und gleichzeitig die klassische Unterscheidung zwischen »innen« und »außen« aufheben, wobei das Hyperzentrum der *Echtzeit* (oder wenn man diesen Ausdruck vorzieht: des Gegenwärtig-Lebenden) des eigenen Körpers – die Egozentrierung – künftig den Vorrang gegenüber dem Zentrum des *realen Raums* der eigenen Welt – die Exozentrierung – gewinnen wird, wodurch die zentralen Begriffe von Sein und Handeln, Hier und Jetzt jeden Sinn verlieren.

Die Aussagen eines Menschen, der eine Lebertransplantation über sich ergehen lassen mußte, können dieses seltsame egozentristische Phänomen veranschaulichen:

»Es ist erstaunlich«, erklärte er sinngemäß, »als meine Leber erkrankte, wurde sie schwerer, wie eine tote Masse. Als dann später die Lebertransplantation geglückt war, fürchtete ich, meine neue Leber zu verlieren, ich hatte Angst, mein Körper könnte sie abstoßen. Ich kam mir vor wie eine hochschwangere Frau, die keine abrupten Bewegungen ausführt, um eine Frühgeburt zu vermeiden.«

Wir sterben stückchenweise, erklärte der Anatom Xavier Bichet. *Kann man aber stückchenweise leben?* Im Bruch mit der Einheit und folglich mit der Identität der Selbstwahrnehmung? Wenn der oben zitierte Kranke offen erklärt, daß »etwas in ihm herunterfällt« wie eine tote Masse (seine kranke Leber) oder wie ein fremder Körper, der nur ungenügend in seine Eingeweide integriert ist (die implantierte Leber), dann deutet er darauf hin, daß es so etwas wie eine vitale Schwere gibt, so etwas wie ein Gewicht der Eingeweide des eigenen Körpers, das sowohl die Krankheit als auch die Heilung, das heißt die Transplantation auszeichnet. Eine intraorganische Schwere, die tatsächlich die externe Schwere des gesamten Körpers verdoppelt, der in seiner eigenen Welt lebt, in der geographischen Ausdehnung eines Planeten, der wie andere Planeten auch den Gesetzen der universellen Anziehungskraft unterworfen ist.

»Ruhe deutet auf den gesunden Zustand der Organe hin«, behauptete der Chirurg René Leriche. Dieses Gefühl des intraorganischen Auseinanderfallens, das der zitierte Patient empfand, bewirkt in der Tat *eine einzigartige Vermischung zwischen einerseits der Welt, in der wir uns bewegen und dabei das Risiko eines Sturzes eingehen, und andererseits derjenigen, die sich in uns, unabhängig von uns bewegt.* Die Verschwiegenheit dieser Welt der physiologischen Integrität war bisher der Garant für ein ruhiges Leben.

In diesem Zusammenhang stoßen wir wieder auf die Argumente Nietzsches. Deshalb sollten wir seinen Ausführungen unsere Aufmerksamkeit schenken, die er in bezug auf Zarathustra macht, der von ihm selbst als »Typus« verstanden wird:

»Um diesen Typus zu verstehen, muß man sich zuerst seine physiologische Voraussetzung klar machen: sie ist das, was ich die *große Gesundheit* nenne. Ich weiß diesen Begriff nicht besser, nicht *persönlicher* zu erläutern, als ich es schon getan habe, in einem der Schlußabschnitte des fünften Buchs der ›gaya scienza‹. ›Wir Neuen, Namenlosen, Schlechtverständlichen – heißt es daselbst – wir Frühgeburten einer noch unbewiesenen Zukunft, wir bedürfen zu einem neuen Zwecke auch eines neuen Mittels, nämlich einer neuen Gesundheit, einer stärkeren gewitzteren zäheren verwegneren lustigeren, als alle Gesundheiten bisher waren ...‹«[6]

Eine Erneuerung wenn schon nicht des Körpers, so doch zumindest der »Gesundheit«, die Bedeutung einer anderen »Ernährung«. Nach Nietzsche wird der zukünftige Mensch »zu allererst Eins nöthig (haben), die *große Gesundheit* – eine solche, welche man nicht nur hat, sondern auch beständig noch erwirbt und erwerben muß, weil man sie immer wieder preisgiebt, preisgeben muß«.[7] Die Konsequenz aus diesen Äußerungen ist bekannt: Man braucht »gesündere« Menschen, gefährlich gesunde Menschen. Menschen, oder eher Übermenschen, deren Lohn darin besteht, »ein noch unbekanntes Land vor (sich zu) haben, dessen Grenzen noch Niemand abgesehen hat, ein Jenseits aller bisherigen Länder …«.[8]

Leider ist dieses schillernde Jenseits seit neuestem zu einem einfachen Diesseits aller Länder und Grenzen der eigenen Welt geworden … Trotz der großen Illusion der sogenannten Eroberung des Weltalls ist die sich in allen Bereichen durchsetzende absolute Geschwindigkeit, die Relativierung jeder »Größe«, ein Zurückgehen zum unendlich Kleinen. Fortan besitzen die weiten Fernreisen keine Zukunft mehr (die extragalaktischen Reisen eingeschlossen), denn der Verlust des irdischen Horizonts der eigenen Welt ist gleichbedeutend mit dem Verlust jedes Maßes. Außerhalb des Planeten ERDE ist nichts »groß« oder weit entfernt, und nur noch das Eindringen, die intraorganische Introspektion bietet eine *Perspektive.* Die physiologische Körperlichkeit wird plötzlich zum letzten Gradmesser für die Fortbewegung, *eine Fortbewegung an Ort und Stelle* allerdings, im Inneren des tierischen Körpers, der zum letzten Planeten geworden ist.

Tatsächlich gibt es jenseits unserer Biosphäre keine *Dimensionen* mehr, die diese Bezeichnung verdienen: keine Höhe, keine Weite, keine Tiefe, weder Heute noch Morgen, nur noch Lichtjahre: weniger eine »Zeit«, ein Maß für die Dauer, als vielmehr eine kosmische Maßlosigkeit: die Maßlosigkeit der Lichtgeschwindigkeit – eine absolute Geschwindigkeit und letzte Grenze –, aus der sich die optische Täuschung der Erweiterung eines Universums ergibt, das sich angeblich *ausdehnt.*[9]

Ob Fred Astaire oder Michael Jackson, der überreizte Mensch hat viele Vorgänger, insbesondere unter den von Nietzsche so geschätzten Tänzern, den Schauspielern, Schlangenmenschen oder denen, deren Körper immer mehr zu Instrumenten wurden. Das jüngste Exemplar dieser Gattung ist aber mit Sicherheit der Australier Stelarc. Auf die Frage, was genau er auf der Bühne zeigt, antwortet er:

»*Ich versuche die Möglichkeiten des Körpers zu erweitern, indem ich die Technologie benutze. So verwende ich beispielsweise medizinische Techniken*, Tonsysteme, eine Roboterhand, einen künstlichen Arm. Bei meinen Auftritten gibt es vier verschiedene Bewegungsarten: die improvisierte Bewegung des Körpers, die Bewegung der Roboterhand, die durch Signale meiner Bauch- und Beinmuskulatur gesteuert wird; die programmierte Bewegung des künstlichen Arms, die Bewegung meines linken Arms, der von mir unabhängig durch elektrische Impulse bewegt wird. Die Verknüpfung dieser gewollten, ungewollten und programmierten Bewegungen ist es, die mich interessiert.«[10]

Auf die Frage, ob er ein Choreograph sei, antwortet dieser Anhänger einer vollkommenen Symbiose zwischen dem Menschen und der Technologie:

»Ich habe keine musikalischen oder choreographischen Kenntnisse, aber *ich erweitere beispielsweise sowohl die körperlichen Signale und Töne als auch die Gehirnströme, den Blutfluß oder die Muskelbewegungen.* Es handelt sich um eine physische Erfahrung und um künstlerischen Ausdruck zugleich.«

Er erklärt sich zum Überlebenden sowohl des Zeitalters der Physiologie als auch der Philosophie und sagt:

»Angeregt durch meine Auftritte habe ich begonnen, mir Fragen zum Design des menschlichen Körpers zu stellen, und je weiter ich mit meiner Arbeit komme, um so mehr glaube ich, daß der Körper künftig überflüssig sein wird!«

»Heute arbeiten die Technologien genauer, und sie sind leistungsfähiger als der menschliche Körper. Heute *beschränkt sich unser Raum nicht mehr auf die Biosphäre*, wir sind auf einen außerirdischen Raum hin orientiert, während unser Körper nur für diese Biosphäre geschaffen ist.«

Stelarc schließt in seinen Überlegungen an die Analysen von Nietzsche an, erweitert dessen Äußerungen und erklärt, daß die »Dekonstruktion« sich nicht mehr nur auf die Sprache beschränken sollte – das Kommunikationsmedium schlechthin –, sondern auf unsere Physiologie, den Anfang und das Ende unserer Weltwahrnehmung ausgedehnt werden müßte: »Die äußerste Grenze der Philosophie ist die physiologische Grenze, die geringe Leistungsfähigkeit unserer Organe, unsere panästhetische Vision der Welt ... Ich glaube tatsächlich, daß die Evolution in dem Augenblick ihr Ende erreicht haben wird, in dem die Technologie sich des menschlichen Körpers bemächtigt hat.«

Unser mit Elektroden und Antennen gespickter und mit zwei *Laser-Augen* ausgestatteter freiwilliger Mutant geht mit seiner Analogie zur Robotik des Teleoperators (einer Robotik, bei der sich der Mensch im Inneren des Androiden befindet) zwar sehr weit, allerdings vollzieht er eine drastische Konversion, denn seine Hoffnung geht in die genau umgekehrte Richtung: *»Heute«*, sagt er, *»klebt uns die Technologie auf der Haut, sie wird zu einem Bestandteil unseres Körpers* – angefangen bei der Uhr bis zum künstlichen Herz. Das bedeutet für mich das Ende der darwinistischen Vorstellung von Evolution, verstanden als eine organische Entwicklung anhand der natürlichen Selektion über Millionen von Jahren hinweg. *Von nun an ist der Mensch dank der Nanotechnologie dazu in der Lage, die Technologie in sich aufzunehmen.* Infolgedessen muß der Körper als eine ›Struktur‹ verstanden werden. *Die einzige Möglichkeit,* *unser Bewußtsein von der Welt wieder ins rechte Lot zu bringen, besteht darin, die Architektur des Körpers zu verändern.«*

Stelarc wünscht sehnlichst den Ausstoß des eigenen Körpers aus seiner natürlichen Hülle herbei und knüpft im weiteren Verlauf seiner Ausführungen an das Thema der gefallenen Engel an: »Sobald der Körper erst einmal von der Präzision befallen und von der Erde heruntergeschleudert sein wird, kann man nicht mehr von der ›Sprache‹, sondern nur noch von der ›Struktur‹ des Körpers und der Physiologie sprechen.«

Auf die Frage, ob er denn damit nicht die *zukünftige Eva* entwerfe, erwidert er:

»So einfach ist das nicht. *Für mich ist nicht zuerst das Wort!* Ich bin kein Anhänger der Anpassung des Raums an unseren Körper, sondern ich bin im Gegenteil ein Befürworter der Umgestaltung unseres Körpers. Folglich lautet die Frage: *Wie ist eine panplanetarische menschliche Physiologie herstellbar?*«

Stelarc möchte unbedingt, daß am Ende der Entwicklung der PLANETEN-KÖRPER, was sage ich, der PLANETEN-MENSCH steht, der nicht mehr den Gesetzen der Erdanziehung unterworfen ist, denn hierin besteht der kategorische Imperativ für eine »postevolutionistische« menschliche Gattung. In diesem Zusammenhang führt er folgendes aus:

»Mit anderen Worten, es muß die Frage gestellt werden: Wie ist ein menschlicher Körper umzugestalten, der unter Bedingungen existieren kann, die nicht mit denjenigen unserer Atmosphäre, der Gravitation oder unserem elektromagnetischen Feld identisch sind?«

So wie die meisten Astronauten phantasiert Stelarc über extragalaktische Reisen und erklärt, daß zukünftige Expeditionen sich in Lichtjahren berechnen werden und daß deren Voraussetzung in einer Erweiterung des Lebens zwar nicht mehr in der faustischen

Suche nach Unsterblichkeit bestünde, wohl aber in der *notwendigen Ausweitung der Intelligenz über die Erde hinaus.*

Einmal mehr ist der exotische Wunsch nach der »großen Reise in eine andere Welt« lediglich ein Vorwand für die Einführung technischer Geräte in die innere Welt, die der Eingeweide:

»*Wir können den menschlichen Körper entleeren und in Zukunft die unnützen Organe durch die neuen Technologien ersetzen!* Was würde beispielsweise geschehen, wenn man mit einer neuen Haut ausgestattet werden könnte, die sowohl dazu in der Lage wäre zu atmen als auch die Photosynthese durchzuführen, das heißt die Sonnenstrahlen in Nahrung umzuwandeln? Wären wir mit einer solchen ›Haut‹ ausgestattet, benötigten wir keinen Mund mehr, um zu kauen, keine Speiseröhre mehr, um zu schlucken, keinen Magen mehr, um zu verdauen, und keine Lungen mehr, um zu atmen ...«

Man sieht, daß die von Marvin Minsky vor einigen Jahren entwickelte Vorstellung einer Phagozytierung des inneren Raumes bereits ihren Weg gemacht hat. In Ermangelung eines weit entfernten Horizonts gibt es künftig einen Ersatzhorizont: Die Dichte unserer Gewichtsmasse dehnt sich nach dem Vorbild der kosmischen Masse aus, um Platz zu schaffen für eine neue postindustrielle, vor allem aber »postevolutionistische« Ausrüstung des Menschen: »*Die neue Perspektive besteht darin, daß der Körper mit miniaturisierten synthetischen Organismen kolonisiert werden kann.* Während sich die Technologie vorher damit begnügte, den Körper zu umhüllen und ihn vor der Außenwelt zu schützen.«

Man erkennt leicht, daß das kolonisatorische (endokolonisatorische) Projekt nicht mehr darin besteht, den Körper des Patienten zu pflegen, sondern ihn in eine »Primärmaterie« zu verwandeln und aus dem überreizten Menschen eine Laborratte zu machen ... Schenken wir den abschließenden Worten zu diesem symptomatischen Delirium unsere Aufmerksamkeit:

»Die Instrumente haben sich immer außerhalb des menschlichen Körpers befunden, jetzt aber explodiert die Technologie nicht mehr weit entfernt vom Körper, sie implodiert in seinem Inneren. Das ist sehr bedeutsam, und vielleicht ist es das wichtigste Ereignis in unserer Geschichte: Wir schicken die Technologien nicht mehr zu anderen Planeten, sondern wir lassen sie auf unseren Körper niedergehen.«[11]

Wie man sieht, handelt es sich um eine vollständige Konversion. Unter dem Vorwand einer »extraterrestrischen« Emanzipation stürzen sich die technischen Wissenschaften auf den Körper des schwerelosen *Planeten-Menschen*, der durch nichts mehr wirklich geschützt wird, weder durch die Ethik noch durch die biopolitische Moral ... Weil man unserer natürlichen Biosphäre nicht entkommt, kolonisiert man – wie schon so oft – einen unendlich viel leichter zugänglichen Planeten, den des *seelenlosen Körpers*; der entweihte Körper für eine gewissenlose Wissenschaft, die immer schon den Raum des tierischen Körpers entweiht hat, genauso wie den des Sklaven oder des Kolonisierten der früheren Königreiche. In der Tat war die Beherrschung der geophysikalischen Ausdehnung niemals möglich ohne die noch genauere Kontrolle der Dichte, der mikrophysikalischen Tiefe des unterjochten Wesens: Domestizierung der Gattungen, rhythmische Abrichtung des Verhaltens der Krieger und Diener, Entfremdung des Fließbandarbeiters, Abfütterung des Sportlers mit anabolen Substanzen ... Alles Beispiele, die, so glaube ich, dieses jüngste Vorhaben veranschaulichen, das der zitierte australische Künstler offensichtlich nicht entworfen hat, sondern dessen Opfer er ist; ein williges Opfer – wie es oft der Fall ist bei einem Menschen, der von seinem Meister verdorben wurde. In dem Augenblick, in dem man in Europa von der *ethnischen Säuberung* spricht, kommt die Säuberung der Eingeweide des entleerten Lebewesens gerade rechtzeitig, um uns vor den Möglichkeiten einer endogenen Tyrannei der Neurowissenschaften zu warnen, denn die *kognitive Ergonomie* ist bereits damit beschäftigt, die letzte Form des MENSCHLICHEN DESIGNS zu entwickeln. Hierbei handelt es sich um die Züchtung konditionierter Reflexe, das METADESIGN der Bewußtseins- und Wahrnehmungsfähigkeiten, bei dem die Herrschaft der Informatik schließlich den Körper des Patienten diesseits der Kleidung oder der Uniform erreicht, indem sie eine neue Art »intimer Unterwäsche« hervorbringt, bei der die Gestaltung der nervlichen Reaktionen das DESIGN des Konsumobjekts im Industriezeitalter ablöst.

Ist dieser Punkt der Wissenschafts- und Technikgeschichte erst einmal erreicht, erhält die darwinistische Evolutionstheorie einen anderen Sinn, und das um so mehr, weil die evolutionäre Entwicklung nicht mehr nur von der einen oder anderen religiösen bzw. philosophischen Schule bestritten wird, sondern auch gerade von den Anhängern der Evolutionswissenschaften – wie beispielsweise von Professor Louis Thaler von der Universität Montpellier:

»Es scheint mir unbestreitbar zu sein, daß die Evolution des Menschen heute wesentlich durch das geprägt ist, was ich eine *Abschwächung der Selektion* nennen würde. Dieses Phänomen verdankt sich den Auswirkungen des Fortschritts, insbesondere der Medizin.«[12]

Professor Thaler knüpft an die Argumente Stelarcs an, die dieser zum Untergang des Darwinismus angesichts der Besetzung des menschlichen Körpers durch die Prothesen-Technologie vorbringt, und fährt mit seinen eigenen Überlegungen fort:

»Ein gutes Auge ist in Kulturen, die sich noch auf der Entwicklungsstufe von Sammlern und Jägern befinden, ein *Überlebensfaktor* – genauso wie ein gutes Gehör. Für den modernen Menschen, der seine Seh- bzw. Hörschwäche mit Hilfe von Brillen oder Hörgeräten ausgleicht, trifft dies selbstverständlich nicht zu.«

Etwas weiter kommt er auf die Bedeutung der genetischen Mutationen zu sprechen und präzisiert: »*Mutationen bilden die Basis der Evolution.* Sie sind Zufallsprodukte, und statistisch gesehen wirken sie sich meistens ungünstig und nachteilig aus, das heißt der Anteil der ›guten‹ Mutationen ist gering. Bisher jedoch setzten sie sich unter den Bedingungen des großen Drucks der natürlichen Selektion immer gegen die ›schlechten‹ Mutationen durch. Das gilt heute nicht mehr, denn der Wert der Mutationen gleicht sich immer stärker aneinander an.«

Hieraus erklärt sich die Vorstellung einer »latenten Lebensmüdigkeit«, eines starken Nachlassens des selektiven Drucks in einem künstlichen Umfeld, einer künstlichen Umwelt, in der die »Technosphäre« die Oberhand über die »Biosphäre« gewinnt.

Es ist faszinierend zu beobachten, wie heute die Überlebenskraft gerade von denjenigen verneint wird, die sich selbst zu Aposteln der Evolutionswissenschaften und infolgedessen der Selektion der jeweils überlebensfähigsten Spezies gemacht hatten.

Wenden wir uns jetzt der Erklärung dieses materialistischen Pessimismus zu:

»Die Abschwächung der Selektion macht eine Zunahme genetischer Mängel von Generation zu Generation vorhersehbar, und infolgedessen wird ein immer größer werdender Anteil der Menschheit *eine immer größer werdende Zahl von Prothesen* tragen, die ständig anwachsende Kosten im Gesundheitswesen nach sich ziehen.«

Ich möchte nebenbei bemerken, daß die gerade zitierte Feststellung tatsächlich von Fachleuten bestätigt wird, die davon ausgehen, daß im Jahre 2000 Transplantationen und die Anbringung von Prothesen die Hälfte der chirurgischen Eingriffe ausmachen dürften.

»Die Rettung von frühgeborenen Säuglingen«, erklärt Professor Thaler weiter, »könnte dazu führen, daß es zum Fortbestand von Mutationen kommt, die ansonsten eliminiert worden wären. Aufgrund der augenblicklichen Evolutionsdaten *läßt sich langfristig eine relative ›Degenerierung‹ der menschlichen Gattung voraussehen.* Sie ist deshalb relativ, weil die ›Nichtselektion‹ die durchschnittlichen Eigenschaften der Menschheit nur wenig verändern wird. Sie wird in erster Linie eine größere Disparität der Eigenschaften innerhalb eines bestimmten Rahmens zur Folge haben; *und zwar innerhalb desjenigen Rahmens, der es der Gattung ermöglicht, im Gleichgewicht mit seiner Umwelt zu leben.*«

Folglich haben wir es mit einer Art Zusammentreffen verschiedener Interpretationen zu tun, und zwar derjenigen des Versagens der »natürlichen« Selektion einerseits und derjenigen des »ökologischen« Ungleichgewichts andererseits; ein Ungleichgewicht, das nicht nur den menschlichen Lebensraum und die Qualität der Substanzen betrifft, aus denen die natürliche Umwelt besteht, sondern auch den Regelungsmechanismus zwischen dem »eigenen Körper« und der »eigenen Welt«. Schenken wir nochmals dem Leiter des Instituts für Evolutionswissenschaften an der Universität von Montpellier, Professor Thaler, unser Gehör: »*Die natürliche Selektion ist eher ein Stabilisationsfaktor als ein Motor der Evolution.* Sie führt zur Eliminierung derjenigen Exemplare, die vom Durchschnitt abweichen. Gemeinsam mit der durch die Medizin ermöglichten Abschwächung der natürlichen Selektion, aber auch dank der Entwicklung der Technosphäre, schwächt sich dieser Mechanismus gleichfalls ab und läßt so eine größere Anzahl von Mutationen und folglich von genetischen Deformationen zu.«

Da er sich über das Echo einer solchen Aussage und über die Gefahren einer eugenischen Interpretation seiner Äußerungen im klaren ist, präzisiert Professor Thaler: »Ich muß betonen, daß die vorhersehbare ›relative Degenerierung‹ lediglich in der physischen Ordnung ausmachbar ist. Auswirkungen auf das geistige Vermögen wird sie ausschließlich in pathologischen Fällen haben. Der Nazismus, der ebenfalls von Degenerierung sprach und eine heilbringende Eugenik verfocht, berief sich auf die Existenz einer physisch und geistig höher entwickelten Rasse, was selbstverständlich jeder wissenschaftlichen Grundlage entbehrt.«

Auch wenn diese Anmerkung unumgänglich ist, um jedes Abgleiten und jedes rassistische Mißverständnis von vornherein auszuschließen, so besteht das Problem des Hinausgehens über den Darwinismus weiterhin fort. Wenn der »Übermensch« von morgen wirklich der *überrüstete Gesunde* ist, der seine Umwelt kontrolliert, ohne sich physisch fortzubewegen – so wie der mit Prothesen *ausgerüstete Kranke* heute schon unter nur geringem Einsatz von Muskelkraft handelt und sich bewegt –, dann tritt die Evolution in eine TECHNOLOGISCH-WISSENSCHAFTLICHE Phase ein. Hierbei handelt es sich um ein Ereignis, von dem der ausführlich zitierte Experte der natürlichen Selektion selbstverständlich nicht spricht, obwohl doch diese Bankrotterklärung auf die Möglichkeit hindeutet, daß zwar vielleicht keine »überlegene Rasse«, zumindest aber eine »überlegen ausgerüstete Gattung« im Entstehen begriffen ist. Und darin wäre schließlich nichts anderes zu sehen als die Vollendung dessen, was die Politiker seit dem Beginn des industriellen Aufschwungs im Abendland die ökonomische und gesellschaftliche Entwicklung genannt haben. Selbst wenn es im Zusammenhang mit den Überlegungen zur Evolution ungeheuer wichtig ist, der »Physiologie« und dem »Sozialen« Rechnung zu tragen, um jeder eugenischen Entgleisung vorzubeugen, so läßt sich doch die *soziologische* Frage von da an nicht mehr von der *technologischen* abkoppeln, wo man mit den Prämissen einer Art von TECHNISCHEM INTEGRISMUS konfrontiert ist, mit den Prämissen einer zu erwartenden Rekonstruktion des menschlichen Körpers, sei es durch die Anbringung von Prothesen an seiner Oberfläche oder durch das intraorganische Einsetzen derselben, so wie die Nanotechnologien des Menschen, die sich entwickelnde BIOTECHNOLOGIE es planen.

Wenn es also Zwänge gibt, die aus der natürlichen Umwelt (der Biosphäre) resultieren und die nach Darwin zu einer natürlichen Selektion führen, dann gibt es auch Zwänge, die aus der künstlichen Umwelt (der Technosphäre) resultieren, denn die Bewegungslosigkeit im Verhalten des Großstadtmenschen wird nicht ohne Folgen bleiben.

In der Tat betrifft das Problem der Umweltkontrolle mit Hilfe von interaktiven und in Echtzeit arbeitenden Prothesen nicht wesentlich die Gestaltung eines bereits entwerteten geographischen und territorialen Körpers, wohl aber die Gestaltung, die Ausrüstung des animalischen menschlichen Körpers mit Intrastrukturen, deren Emblem – wie wir bereits sahen – der Herzschrittmacher in dem Maße ist und bleibt, in dem seine Macht sich über den Lebensrhythmus und die Lebensenergie des Menschen erstreckt.[13]

Infolgedessen steht die Frage nach der Freiheit im

Zentrum der Problematik sowohl der technischen als auch der Neuro-Wissenschaften. In welchem Maße ist es dem Individuum möglich, der Verwirrung der Sinne zu entkommen? In welchem Maße wird er noch dazu in der Lage sein, sich vor der plötzlich hereinbrechenden Überreizung seiner Sinne zu schützen? Mit welcher neuen Form von Abhängigkeit oder Gewöhnung werden wir es in Zukunft zu tun haben? Handelt es sich um ein Phänomen der »Besitzergreifung« oder der »Enteignung«?

Die Fragen müssen einstweilen unbeantwortet bleiben, aber es ist zumindest offensichtlich, daß es einen direkten Bezug zum Design, zum METADESIGN der Sitten und des Verhaltens gibt, denn dieses eröffnet der Menschheit den Bereich der Erfahrung, was sage ich, des Experimentierens in natürlichem Maßstab mit einem wahrhaft METAPHYSISCHEN Körper; ein Experimentieren mit einem METAKÖRPER, der in dem Maße unabhängig von den Bedingungen seiner Umwelt wird, in dem der *Realraum* – die Ausdehnung der eigenen Welt, aber auch die Dichte des eigenen Körpers eines Individuums – zunehmend an Bedeutung verliert zugunsten der *Echtzeit* von Impulsen, von nanotechnologischen Überreizungen, die die Lebensrhythmen ersetzen.

Weitere Fragen stellen sich:
Führt uns die sich in der Evolution ankündigende Degenerierung von der natürlichen Selektion zu einer Art von *künstlicher* Selektion als Ergebnis der Entwicklung im Bereich der technischen Wissenschaften, durch die der *physische Körper* des aufrecht gehenden Menschen (Kierkegaard) langsam seine Nützlichkeit verliert zugunsten des Auftauchens eines *wahrhaft metaphysischen Körpers*, der ersteren zu ersetzen vermag?

Ist uns dieses Phänomen der Ersetzung der Muskelkraft des Arbeiters durch die Technik nicht bereits seit dem letzten Jahrhundert und dem in dieser Zeit beginnenden Aufschwung der Maschinenwerkzeuge bekannt?

Wird schon bald die »technische« Arbeitslosigkeit der Diener in den alten Industrieunternehmen durch so etwas wie eine erzwungene Arbeitslosigkeit einiger lebenswichtiger Organe ersetzt, da man sie für überholt und ihre Leistungsfähigkeit für völlig unzureichend hält?

Werden wir nicht in Zukunft, nachdem die Geschichte des »Proletariers« zum alten Eisen geworfen wurde, den Ausschluß, die Stillegung einer menschlichen Physiologie erleben, die man angesichts der Glanzleistungen der intraorganischen Nanotechnologien für endgültig überflüssig hält?

Werden wir nicht angesichts der Anforderungen einer immer künstlicher werdenden irdischen Umwelt und der verheerenden Folgen einer Verschmutzung, deren Untaten das »Leben unter freiem Himmel« häufig unmöglich machen, die Entstehung eines neuen Typus von FUNDAMENTALISMUS miterleben, der nichts mehr zu tun hat mit der auf Gott gerichteten Hoffnung des traditionellen Glaubens, sondern mit dem Kult, dem »Technokult« einer entarteten Wissenschaft? Die Entstehung eines echten TECHNISCHEN UND WISSENSCHAFTLICHEN INTEGRISMUS mithin, dessen Verheerungen nicht geringer sein werden als die durch religiösen Fanatismus hervorgerufenen? Der Machtwille einer gewissenlosen Wissenschaft nämlich wird in dem Maße zu einer heute noch nicht vorstellbaren Intoleranz führen, in dem sich diese Wissenschaft nicht mehr nur einige Besonderheiten der Gattung (das Geschlecht, die Rasse oder die Religion) vornimmt, sondern das Lebendige überhaupt, die »natürliche« Vitalität, die durch das gleichsam messianische Kommen eines vollständig *überreizten* Menschen endgültig disqualifiziert ist …

Sollte dies der Fall sein, dann hätten wir es mit einer Verkehrung, einer Inversion der nietzscheanischen Logik zu tun. Wenden wir uns also nochmals den Überlegungen dieses Philosophen zu: »Wenn innerhalb des Organismus das geringste Organ in noch so kleinem Maaße nachläßt, seine Selbsterhaltung, seinen Kraftersatz, seinen ›Egoismus‹ mit vollkommener Sicherheit durchzusetzen, so entartet das Ganze. Der Physiologe verlangt *Ausschneidung* des entarteten Theils, er verneint jede Solidarität mit dem Entartendem, er ist am fernsten vom Mitleiden mit ihm. Aber der Priester *will* gerade die Entartung des Ganzen, der Menschheit: darum *conservirt* er das Entartende …«[14]

Was bleibt noch zu sagen, wenn die Degenerierung der menschlichen Evolution von der »Wissenschaft« selbst angekündigt wird? Das einzige, was sich noch sagen läßt, ist, daß die Wissenschaft ihrerseits eine neue Art von »Priesteramt« übernimmt, eines, das mangels einer neuen *Heiligkeit* die Entstehung einer neuen *Gesundheit* für einen neuen Körper einleiten würde, einen METAKÖRPER, der sich aus Ersatzorganen zusammensetzt, die effektiver sind als unsere natürlichen Organe …

Am Ende von *Ecce homo* faßt Nietzsche zusammen: »Endlich – es ist das Furchtbarste – im Begriff des *guten* Menschen die Partei alles Schwachen, Kranken, Mißrathnen, An-sich-selber-Leidenden genommen, alles dessen, *was zu Grunde gehen soll* –, das Gesetz der *Selektion* gekreuzt, ein Ideal aus dem Widerspruch gegen den stolzen und wohlgerathenen, gegen den jasagenden, gegen den zukunftsgewissen, zukunftsverbürgenden Menschen gemacht – dieser heißt nunmehr *der Böse* … Und das Alles wurde geglaubt *als Moral* …«[15]

Wenn diesem *Gesetz der natürlichen Selektion* nicht

mehr allein durch den Glauben an die Transzendenz des Seins entgegengewirkt wird, sondern durch ein *Gesetz der künstlichen Selektion*, durch das plötzliche Aufkommen eines TECHNISCHEN und nicht mehr nur MYSTISCHEN INTEGRISMUS jenseits von GUT und BÖSE, was bliebe dann von der »großen Gesundheit« des von Nietzsche überwundenen Menschen? Stellt die kurz bevorstehende Erzeugung einer ÜBERVITALITÄT durch die Biotechnologie nicht die Grundlagen der Philosophie vom Übermenschen grundsätzlich in Frage?

Genau hier findet die Frage nach der Zukunft des DESIGNS, genauer gesagt: des postindustriellen META-DESIGNS ihre Grundlage, ich würde sogar sagen, ihre METAPHYSISCHE Grundlage. Vom evolutionistischen Übermenschen des vorigen Jahrhunderts zum überreizten und postevolutionistischen Menschen des kommenden Jahrhunderts war es nur ein Schritt, ein weiterer Schritt in Richtung Dunkelheit eines »postszientistischen« Obskurantismus.

Der Mensch schreitet voran, von der Gattung zur Über-Gattung, behauptete Nietzsche. Und ist bei den Lebewesen, dem Lebendigen nicht tatsächlich eine Verbesserung der Gesundheit feststellbar, sind die verschiedenen Sportarten kein Indiz für das »postmoderne« Bestreben, das Lebendige, die Lebewesen genauso zu beschleunigen, wie man schon immer das Leblose, die Maschine beschleunigt hat?

Hinsichtlich der Verlängerung der Lebenszeit lassen sich diese Fragen positiv beantworten. Seit ungefähr einem Jahrhundert hat man tatsächlich die »Quantität« verbessert, denn die Lebenserwartung der Menschen in den sogenannten »fortschrittlichen« Gesellschaften ist von etwa fünfzig auf mehr als siebzig Jahre gestiegen. Genau hieraus erklärt sich die verstohlene Rückkehr der Eugenik unter dem trügerischen Deckmantel des allgemeinen Gesundheitszustandes. So jedenfalls formuliert es Pierre-André Taguieff, wenn er die »Verteufelung« der Genforschung anprangert: »Es besteht eine eugenische Forderung, die auf der Vorstellung einer Gesundheitsperspektive für alle basiert.«[16]

Die jüngste Entwicklung dieser neuen Form von *Gesundheitsideologie*, einer Ideologie, deren Interesse nicht mehr so sehr dem Erhalt des allgemeinen Gesundheitszustandes gilt als vielmehr seiner fortwährenden Verbesserung, bedarf einer eingehenden Hinterfragung: Man möchte nicht mehr nur einfach *besser leben* – mit all den Annehmlichkeiten und dem Konsum von Waren oder Medikamenten –, sondern *intensiver*, die nervliche Intensität des Lebens durch die Aufnahme von biotechnologischen Produkten steigern, die somit an die Stelle der Nahrung und anderer mehr oder weniger stimulierender chemischer Produkte treten würden. Wird man in Zukunft, um wirklich »bei guter Gesundheit« zu sein, ständig gedopt, künstlich überreizt sein müssen? So wie die Hochleistungssportler oder die Anhänger von Extremsportarten?

Bekanntlich ist für den Biologen die *Reizbarkeit die grundlegende Eigenschaft des lebendigen Gewebes* ... sollte in Zukunft die Überreizbarkeit für den Physiologen eine der grundlegenden Eigenschaften des *Lebendigen* werden? Wenn Sein gleichbedeutend ist mit Gereiztsein, dann ist *Lebendigsein* gleichbedeutend mit *Geschwindigkeit*, einer metabolischen Geschwindigkeit, deren Steigerung und Verbesserung sich die Technik zur Aufgabe gemacht hat, so wie sie es bei den Tiergattungen zu tun verstand.

Nach den verhängnisvollen Auswirkungen des *Gesetzes des geringsten Aufwandes*, das zu einer zunehmenden Einschränkung der menschlichen Muskelaktivität im Namen einer Reduzierung des körperlichen Kraftaufwandes – und infolgedessen zur allgemeinen Entwicklung eines sich auf die Gesamtheit der üblichen Bewegungen ausdehnenden Komforts – führte, erleben wir jetzt eine Art *energetische Umwandlung* der menschlichen Verhaltensweisen. Der durch den Gebrauch der verschiedenen Transportprothesen und solcher für die unmittelbare Übertragung passiv, ja sogar unbeweglich gewordene Mensch würde nicht mehr die Notwendigkeit eines sparsamen Umgangs mit den physischen Kräften erkennen. Und hieraus leitet sich das Auftauchen eines neuen Gesetzes mit umgekehrten Vorzeichen ab, denn jetzt ginge es darum, das Leben wie einen Motor zu behandeln, *wie eine immer höher zu beschleunigende Maschine ...*

Das alte »Gesetz des geringsten Aufwands« aus dem Zeitalter der Gestaltung des geophysikalischen Raums – das identisch ist mit dem Zeitalter der Fortschritte in den Transport- und Übertragungstechniken – würde folglich ergänzt werden durch ein Gesetz, das dem Zeitalter der Revolution mikrophysikalischer Transplantationen besser angepaßt wäre und das darauf abzielte, *eine größere Beschleunigung der Reflexe und Reize des Lebewesens in die Wege zu leiten.*

In diesem Zusammenhang sollte noch daran erinnert werden, daß die Entwicklung der zeitgenössischen technischen Wissenschaften ihrerseits bestimmt wird durch die Notwendigkeit der Reduzierung des Kraftaufwands der Individuen, die den Bedingungen der Erdanziehung und infolgedessen der nervlichen sowie muskulären Ermüdung unterworfen sind, die sich aus ihrer Masse und ihrer physiologischen Dichte erklärt.

Nachdem die Teletechnologien der Fernhandlung seit kurzem die Anwendung der absoluten und zugleich von den traditionellen Existenzbedingungen befreienden Geschwindigkeit ermöglichen, können diese sich nicht mehr nur darauf beschränken, die auf die physische Anstrengung zurückzuführende Ökonomie der Müdigkeit zu verbessern. Nein, sie müssen nun auch die Unzufriedenheit, die Frustration aus dem Weg räumen, die aus der wachsenden Passivität, aus der Bewegungslosigkeit der Individuen resultieren, die ihrer unmittelbaren physischen Aktivität beraubt wurden. Hieraus erklärt sich das Bemühen, den Organismus des Patienten gleichzeitig zu *überreizen* und zu *beruhigen*, mit anderen Worten, die Intensität seiner nervlichen und intellektuellen Aktivitäten so zu »programmieren« wie die Motordrehzahl einer beliebigen Maschine.

Schenken wir in diesem Zusammenhang den Aussagen von Merce Cunningham unsere Aufmerksamkeit: »Mit der elektronischen Musik ist für mich und für den Tanz alles anders geworden, denn bis dahin zwang das musikalische Tempo den Tänzer zu zählen. *Rhythmus war etwas Physisches, Muskuläres. Die elektronische Musik dagegen ergreift die Nerven und nicht mehr die Muskeln. Und Elektrizität ist schwer zu zählen!*«[17]

Wenden wir uns nun aber wieder der Umweltkontrolle zu, anders gesagt, zum Verlust der klassischen Unterscheidung zwischen »innen« und »außen«. Ein Verlust, der im Zusammenhang steht mit der abnehmenden Bedeutung der Ausdehnung des realen Raums zugunsten der Echtzeit und dem damit verbundenen Verlust der Dauer.

Angesichts dessen, was man neuerdings allgemein als ein »offenes System« bezeichnet, erscheint es angebracht, sich nochmals dem dritten und letzten Zustand der Materie zuzuwenden, das heißt dem *Informationsbegriff*, der heute auf Kosten der Masse und der Energie immer größere Bereiche erfaßt.

Während des Zweiten Weltkriegs entdecken die Ingenieure der Bell Corporation eine *meßbare physische Größe*, deren Nutzung eine bessere Übertragung ermöglicht. Man nennt sie INFORMATION. Norbert Wiener, der Vater der Kybernetik, definiert sie sogleich durch das, was sie nicht ist: »*Die Information ist weder Masse noch Energie. Die Information ist die Information.*« Folglich ist sie die dritte grundlegende Dimension der Materie. Später, sehr viel später, wird Gregory Bateson, einer der ersten, der die Information als einen allgemeingültigen Prozeß betrachtet, ergänzen: »Die Information ist eine Differenz, die eine Differenz erzeugt.«[18]

Die Redundanz besteht jedoch weiterhin fort, und die traditionellen Begriffe *Eingang* und *Ausgang* verlieren ihre räumliche und auf die Umwelt bezogene Konnotation, um zur »Differenz der Differenzen« zu werden, zum IN und OUT der Schnittstellen, zur 0 und 1 der Informatik.

Von nun an ist die Logik der Differenzierung nichts weiter als ihre LOGISTIK, eine KYBERNETISCHE Logistik, die den Gewaltstreich vollenden wird, mit dem es KEINE INFORMATION mehr gibt, die diesen Namen verdient, denn sie ist immer nur der Effekt eines Faktums, der Reflex eines Kräfteverhältnisses.

»Überrascht mich!« forderte Diaghilev von seinen Tänzern ... Wenn das *Gesetz der Stimulation* dasjenige des geringsten Aufwandes ersetzt haben wird, haben wir es, für jedermann offensichtlich, mit einer vollkommenen Umkehrung zu tun: Es geht nicht mehr darum, die Gesundheit durch eine Verringerung der Müdigkeit und des Kraftaufwands zu erhalten, sondern darum, mit Hilfe der Impulse der Biotechnologien der Information die Intensität der Vitalität eines Subjekts zu steigern.

Folglich ist die »große Gesundheit« keine Gabe mehr, die Gabe der organischen Ruhe, sie ist ein HORIZONT, eine Perspektive, die zu erreichen ist dank der Beschleunigungsleistungen der Livetechnologien. Strahlende Zukunft, die der Hoffnung der Mystiker auf eine zukünftige Transfiguration der menschlichen Gattung nicht unähnlich ist. *Sein Körper wurde behandelt wie eine Seele,* schrieb Rainer Maria Rilke in einer kurzen Erzählung, in der es um einen pantheistischen Versuch der Verschmelzung mit der Natur geht ...

Allerdings gründet diese auf der Vorstellung eines Horizonts der großen Gesundheit basierende letzte »Perspektive« auf dem Primat der Echtzeit gegenüber dem realen Raum der Körper, oder anders gesagt, auf der Abschaffung der Bedeutung der klassischen »Raum-« und »Zeitintervalle« zum ausschließlichen Vorteil des dritten Intervalls: dem Interface der »Lichtgeschwindigkeit«.

Genau hieraus erklärt sich der bereits erwähnte Niedergang der herkömmlichen Begriffe von »Innenraum« und »Außenraum«, von INNEN und AUSSEN, die immer auch den Unterschied zwischen dem Lebewesen und seiner Umwelt mit einschlossen.

Auf diese Weise wird auch verständlich, warum der Begriff der *ganzheitlichen Dimension* in jüngster Zeit in Mißkredit und Verruf geraten ist, denn der kritische Raum erzeugt gegenwärtig eine unendlich große Zahl von zerstückelten und dekonstruktiven Untergliederungen, die zu guter Letzt sogar die einfache Vorstellung von einer Umwelt auslöschen ... *Außen ist immer schon innen,* erklärte einst der Architekt Le Corbusier. Mit den Spezialisten der Neurowissenschaften muß es jetzt heißen: *Innen ist immer schon außen!* Der Raum bleibt so offen wie der Raum einer von Aggressoren bedrohten Stadt.

»Dank des wissenschaftlichen Fortschritts sind wir vollkommen überflüssig geworden. Unter wissenschaftlichen Gesichtspunkten bindet uns nichts mehr an die Erde, nichts mehr bindet uns notwendigerweise an unsere Gattung. In genau diesen Kontext ist der außergewöhnliche Triumph der Biomedizin einzuordnen, der sich im übrigen in der Marktwirtschaft fortsetzt und dem wir völlig hilflos gegenüberstehen, denn wir haben unsere ›irdischen‹ und ›gattungsmäßigen‹ Bezugspunkte aufgegeben«, schreibt der Jurist Bernard Edelman.[19]

Wie kann man unter diesen exotischen Bedingungen noch hoffen, die Unterscheidung in der Wahrnehmung zwischen dem *hier und jetzt* anwesenden, ganzen eigenen Körper und dem der Welt, zwischen der Vitalität eines Individuums und der spezifischen Lebhaftigkeit seiner Organe, oder besser: seiner »Organoide« länger aufrechtzuerhalten?

Wird die Erde bald zum Phantomglied der Menschheit?

Wenn die Zerstückelung nicht mehr nur ausschließlich die Ausdehnung, die geometrische Dimension erfaßt, sondern in erster Linie die Intensität der Nervenleitung sowie der Biorhythmen von Lebewesen, *wie sollen wir uns dann noch situieren?* Man wird bemerkt haben, daß das Problem der »Bioethik« in der Zersplitterung des Raums der Körper besteht, auf philosophischer Ebene allerdings geht es auch um die Zersplitterung der Dauer, oder anders gesagt, der spezifischen Zeitlichkeit des lebendigen Körpers.

Infolgedessen ergibt sich auf der einen Seite das Problem der körperlichen Zerstückelung und dem dadurch ermöglichten einträglichen »Organhandel«[20], und andererseits ergibt sich das Problem der KYBERNETISCHEN Programmierung der Lebensrhythmen, so als ließe sich der im mechanischen Bereich übliche Baugruppenaustausch von Ersatzteilen auf den menschlichen Organismus übertragen, *wobei Organverpflanzungen* und *Technologieverpflanzungen* gleichermaßen eine Verbesserung der Lebensleistungen ermöglichen oder durch die Erkrankung des einen oder anderen Organs verursachte Schäden beheben, was dazu führt, daß man sich bereits über die *Austauschbarkeit der Menschen* (oder ihrer Organe) Gedanken macht und sogar schon eine mögliche *Ersetzbarkeit der Körper* ins Auge faßt.

In der Einleitung eines von ihm herausgegebenen Sammelbandes über Bioethik und Staatsbürgerschaft schrieb Alain Caillé: »Der diesen Abhandlungen gemeinsame Äther ist der Utilitarismus, sofern man darunter die Lehre versteht, die als einziges Kriterium für Gerechtigkeit und Moral das maximale Glück der großen Mehrheit gelten läßt. Und sicherlich läßt sich gegen dieses Argument, das die grenzenlose Expansion der Wirtschaft und der Techniken *a priori* rechtfertigt, nur schwer etwas einwenden.

Wer könnte sich einer Steigerung des Vergnügens oder einer Reduzierung des Leidens, das diese Expansion zur Folge hat, widersetzen? Der einzige Nachteil dieser unwiderlegbaren Lehre besteht darin, daß sie ernstlich Gefahr läuft, im Namen der Maximierung des Vergnügens der Menschen und der Minimierung ihrer Leiden das zu zerstören, was das Leben lebenswert macht.«[21]

Wieder stoßen wir auf Nietzsches Mythos von der GROSSEN GESUNDHEIT und damit auf den der neuen Eugenik. Wir begegnen hier einer »Eugenik«, die eine Fortführung sowohl des Lustprinzips als auch der aus der Zeit der Konsumgesellschaften stammenden vorgeblichen Bedürfnisbefriedigung darstellte, die sich jedoch jetzt zu einer Art *andauernder Stimulierung* entwickelt, so als verlöre das »Gesetz des geringsten Aufwands«, das bislang für den Fortschritt in den technischen Wissenschaften maßgeblich war, in genau dem Augenblick seinen Sinn, in dem die *postindustrielle Automatisierung* am Ende die vollkommene Einsparung der Muskelanstrengung ebenso wahr macht wie die Entlassung, die strukturelle Arbeitslosigkeit des von Kierkegaard so geschätzten aufrecht gehenden Menschen zugunsten von digital gesteuerten Transfermaschinen ... Dabei wird die Passivität der nutzlos und damit überflüssig gewordenen Menschen sowohl durch die Langeweile als auch durch die Unzufriedenheit, die sie mit sich bringt, zu einer Bedrohung.

»Je weniger die menschliche Kraft in Anspruch genommen wird, um so mehr trachtet sie nach Ausschweifung«, schrieb – wir erinnern uns – Balzac in seinem *Traité des excitants modernes.* Die moderne Eugenik ist ebensowenig von der *allgemeinen Mobilmachung der Affekte* zu trennen, einer emotionalen Mobilmachung, die über eine »Motorisierungsphase« des Organismus verläuft, bei der der Mensch mit einemmal zur Verpackung, zur Verkleidung der Motoren von Mikromaschinen wird, die dank der EDV-Programme dazu in der Lage sind, das Leben zu transplantieren und seine Nervenströme zu übertragen.

»*Mit uns beginnt die Herrschaft des von seinen Wurzeln abgetrennten Menschen.* Die des verfielfältigten Menschen, der sich mit dem Eisen vermischt und von Elektrizität nährt. *Bereiten wir die bevorstehende und unvermeidliche Verschmelzung des Menschen mit dem Motor vor*«, erklärte Marinetti 1910 im *Futuristischen Manifest.*

Achtzig Jahre später ist dieser Punkt mit der Entwicklung und Serienproduktion der aus den biotechnologischen Forschungen hervorgegangenen Organoide erreicht. Da man sich nicht mehr damit zufriedengibt, den Querschnitts- und anderen Gelähmten mit externen Prothesen – Rollstühlen oder Fahrhilfen an den Autos für Schwerbehinderte – das Alltagsleben zu erleichtern, arbeitet man mit Hilfe von Elektroden, die in die Beine des Patienten implantiert und von Mikrocomputern gesteuert werden, seit kurzem auch an der Entwicklung einer *internen Prothese,* bei der das elektronische System für die normalerweise vom Rükkenmark ausgehende Stimulierung der geschwächten

Muskeln verantwortlich ist, wodurch der aufrecht gehende Mensch nach dem Vorbild der elektrischen Autos zu einem *elektromobilen Menschen* wird ...

In seinem Manifest macht Marinetti auch den Vorschlag: »*Laßt uns mit der Mechanik zusammenarbeiten, um die alte Poesie der Entfernung zu zerstören* ...« Das ist heute der Fall: Wenn die größten geographischen Entfernungen angesichts der Entwicklung der Überschallgeschwindigkeit nichts mehr sind, dann ist die kleinste Dichte, die das Innere eines lebenden Organismus schützte, angesichts des Einsatzes der absoluten Geschwindigkeit elektronischer Impulse weniger als nichts geworden; es ist, als würde die *Geschwindigkeitsgrenze* der Wellen endgültig die unsichtbare Grenze des Hautgewebes aufheben.

Nunmehr sind die uns umgebenden Wesen und Dinge nur noch FELDER und die Wirklichkeit nur noch ein einziges NETZ, ein KYBERNETISCHES Netz allerdings, denn alles ist Bestandteil des Feldes und gehört ausschließlich zu ihm.

Um darauf zu hoffen, sich schließlich doch noch der *Wirklichkeit der Fakten* zuzuwenden, müssen wir also erneut die festen Körper, die Formen und Kräfte in Augenschein nehmen, da die Überführung der Wirklichkeit in Wellen (mit dem Primat des Informationsbegriffs über den der Masse und der Energie) darauf zielt, dem *Gewaltstreich*, der in der Entwertung des konkreten Charakters eines Ereignisses zum alleinigen Vorteil seiner »Vermittlung« besteht, in allen Bereichen allgemeine Wirksamkeit zu verschaffen.

Auf diese Weise erleben wir nach den unterschiedlichen Formen der Verschmutzungen, die sich aus der *industriellen Gestaltung eines lokalen Territoriums* ergeben, das Vorspiel zu einer neuen Art der Verschmutzung, die sich der *globalen Umweltkontrolle* durch postindustrielle Technologien verdankt, die die Raum- und Zeitintervalle auflösen, die einst die Welt gestalteten.

»Je größer die Mobilität, um so größer die Kontrolle«, stellte im 19. Jahrhundert ein Spezialist des Eisenbahn-Blocksystems fest, allerdings ging es seinerzeit lediglich um die »Mobilisierung« und noch nicht um diese plötzliche »Motorisierung des Lebendigen«, deren Opfer wir heute sind, denn mit dem Beschleunigungsexzeß der Übertragungen *wird die Kontrolle selbst die Umwelt.*

Mit der Ablösung der beschränkten Ankunft der Transportmittelrevolution durch die verallgemeinerte Ankunft der Revolution der unmittelbaren Übertragungstechniken verdrängt die Theorie der Information – DIE INFORMATIK – in der Tat die Physik, was sage ich, die Astrophysik! Die Fusion ist vollzogen und die Konfusion perfekt: DIE INFORMATION wird zum einzigen »Relief« der Wirklichkeit, zu ihrem einzigen »Inhalt«. Im Zeitalter der Digitalisierung der Bilder und Töne muß man sogar sagen, ihre »Hochauflösung«. Neben der potentiellen und der tatsächlichen Energie verfügen wir jetzt über eine dritte Energieform: *die Informationsenergie.* Im Anschluß an die drei Phasen der Fortbewegung – Abfahrt, Reise und Ankunft – und nach dem Niedergang der »Reise«, sind wir plötzlich mit dem Verlust der »Abfahrt« konfrontiert. Fortan *kommt alles an*, ohne daß es nötig wäre, aufzubrechen, aber das, was »kommt«, ist bereits nicht mehr die Zwischenstation oder das Ziel einer Reise, sondern lediglich die Information, die *Informationswelt*, ja, das *Informationsuniversum.* Da nunmehr die Herrschaft der verallgemeinerten Ankunft mit der Verallgemeinerung der Information in Echtzeit verschmilzt, stürzt alles auf den Menschen, einen von allen Seiten bestürmten, zur Zielscheibe gewordenen Menschen ein, dessen Heil nur noch in der Illusion besteht, in der

Flucht vor der Wirklichkeit des Augenblicks. Dieser Mensch hat seinen freien Willen eingebüßt. Das hatte Pascal vorausgesehen, als er schrieb: »Unsere Sinne nehmen nichts Extremes wahr. Zuviel Lärm macht uns taub. Zuviel Licht blendet uns. Die extremen Mengen sind unsere Feinde. Wir empfinden nichts mehr, wir leiden.«

Die Kunst des Motors

Computer und Software bilden zusammen das, was man im Jargon der virtuellen Realität als Realitätsmotor *bezeichnet.*
Howard Rheingold

Vom Sozialdarwinismus zur *biotechnologischen Kybernetik* war es nur ein Schritt. Und diesen Schritt vollzogen im Verlaufe des Zweiten Weltkriegs mühelos gerade diejenigen, die sich erfolgreich der Biokratie eines nationalsozialistischen Staates widersetzten, der seine politische Legitimität aus der Utopie einer heilbringenden Eugenik bezog, aus der *totalen Mobilisierung und Motorisierung*, die nie etwas anderes waren als die beiden komplementären Gesichtspunkte ein und desselben Wettlaufs um die zugleich biologische und technologische Überlegenheit.

In dieser Periode, in der es zur Entwicklung der verschiedenen Prinzipien desselben Angriffs auf das Leben (Auschwitz und Hiroshima) kam, sollten Claude Shannon (1938) und Norbert Wiener (1948) eine Übereinstimmung bei der Erarbeitung einer Denkweise bekunden, die von der alten BIOKRATIE zu einer wirklichen TELEKRATIE führte und deren Ziel in der Erzeugung des »allgemeinen Kollektivbewußtseins« bestand, von dem Stefan Zweig den Fortschritt der Menschheit erwartete, das aber letzten Endes nichts anderes ist als die Verwirklichung einer auf dem Kult der Information gründenden sozialen Kybernetik.[1]

Mag man sich auch ganz deutlich an den als tragikomischen Diktator verkleideten Charlie Chaplin erinnern, so vergißt man doch seltsamerweise leichter den

Arbeiter aus seinem Film *Moderne Zeiten*, das gepeinigte Opfer der Fließbandarbeit, das gegen seinen Willen von einem Roboterkellner ernährt wird, obwohl wir doch heute dank der Informationsleistung der Übertragungsmaschinen im Rhythmus der postindustriellen Automatisierung leben.

Schenken wir in diesem Zusammenhang beispielsweise den Aussagen einer Arbeiterin in einer textilverarbeitenden Fabrik im Westen Frankreichs unsere Aufmerksamkeit: »Ich mache jede Stunde sechshundertmal dieselbe Bewegung. Als wir noch mit den alten Maschinen arbeiteten, konnte man hin und wieder mal eine kleine Pause einlegen. Jetzt steuert ein Computer das Band und bestimmt den Takt.«

Diese Hyperproduktivität, bei der der Mensch nicht mehr der Drehzahl seiner computergesteuerten Instrumente zu folgen vermag, ist nach dem Streß für die Ausbreitung einer neuen Berufskrankheit verantwortlich, die als RSI bezeichnet wird. Diese Krankheit ist im wesentlichen auf die akute Entzündung der Knochen und Gelenke zurückzuführen, die langfristig zu einer Lähmung der Hände der Angestellten führen kann.

Zu schnell wurde der gemeinsame Ursprung einer *biopolitischen* Konditionierung in Deutschland einerseits und der *telepolitischen* Steuerung in Amerika andererseits vergessen. So dürfen wir uns heute lediglich eines »technischen Fortschritts« erfreuen, der nicht nur für die strukturelle Arbeitslosigkeit und die Schließung einer großen Zahl von Industriebetrieben verantwortlich ist, sondern auch und vor allem für die sich abzeichnende Ausweglosigkeit der Situation, in der sich die modernen Industrienationen befinden.[2] In seinem letzten Lebensjahr, im Sommer 1960 sollte sich Maurice Merleau-Ponty bereits dahingehend äußern: »Das ›operative‹ Denken entwickelt sich zu einer Art absoluter Künstlichkeit, wie man es in der kybernetischen Ideologie sieht, wo die menschlichen Schöpfungen aus einem natürlichen Informationsprozeß abgeleitet werden, der jedoch selbst nach dem Modell menschlicher Maschinen konzipiert wird.«[3]

Auch wenn der Krieg der totalen Mobilisation gegen den Nationalsozialismus und seine rassistischen und eugenischen Zielsetzungen gewonnen wurde, so war er doch der entscheidende Faktor sowohl für die Entwicklung des rein statistischen Begriffs INFORMATION, der sich aus den strategischen Notwendigkeiten der Aufklärung[4] ergab, als auch für die sich daraus ergebende zunehmende Verbreitung einer SOZIOPOLITISCHEN KYBERNETIK. Und diese tendiert dazu, zugunsten einer – wie wir sahen – vorgeblichen »interaktiven Geselligkeit«, die nichts anderes ist, als die Form einer diskreten Steuerung des Menschen durch »intelligente« Maschinen, nicht allein die Schwächsten, sondern die freie Wahl der menschlichen Arbeit zu eliminieren; die programmierte Symbiose von Mensch und Computer, deren Voraussetzungen weder die auf sie zurückzuführenden Erleichterungen noch der nur allzu häufig bemühte »Dialog Mensch–Maschine« zu verwischen vermag. Nicht zu einer zunehmenden Verbreitung einer offen rassistischen Diskriminierung führte diese Entwicklung, sondern zu einer vollkommenen und verdeckten Entwertung des Menschlichen zugunsten einer endgültigen instrumentellen Konditionierung der einzelnen Persönlichkeit.

An dieser Stelle möchte ich eine Passage aus John von Neumanns Buch *L'Ordinateur et le Cerveau* (»Computer und Gehirn«) zitieren: »Ich möchte das Nervensystem vom Standpunkt eines Mathematikers aus verstehen. Dieser Standpunkt privilegiert auf eine ungewohnte Weise die logischen und statistischen Aspekte, die neben den allgemeinen mathematischen Techniken in den Vordergrund rücken. *Darüber hinaus werden sowohl die Logik als auch die Statistik hauptsächlich* (jedoch nicht ausschließlich) *als die grundlegenden Instrumente der Informationstheorie angesehen,* und das Wesentliche dieser Theorie wird aus den vielen Erfahrungen entwickelt, die man beim Bau, bei der Berechnung sowie der Kodierung von komplexen mathematisch-logischen Automaten gewinnt.«[5]

Diesen grundlegenden Einfluß der Statistik auf das zeitgenössische operative Denken beobachteten wir bereits im Zusammenhang mit dem Aufschwung der Massengesellschaften – wie etwa im totalitären marxistischen Gesellschaftssystem. Seltsamerweise aber ist ihre erneuernde Rolle bei der Entwicklung der Theorie der *kybernetischen Steuerung* der Gesellschaften unberücksichtigt geblieben, und das trotz der Schriften Norbert Wieners, in denen er, allerdings etwas zu spät, nämlich unmittelbar nach dem Krieg, auf die Gefahren des MILITÄRISCHEN INFORMATIONSKOMPLEXES hinweist, denn schon sehr bald setzte sich in den Köpfen die Verwechslung fest zwischen den Dispositiven der automatischen oder *servomotorischen* Steuerung und dem, was man als künstliche Intelligenz oder *Motorgehirn* bezeichnet! Die fünfziger Jahre verdienten eine eingehende historische Analyse unter dem Gesichtspunkt, daß sie die direkten Erben der gegen Nazi-Deutschland geführten militärisch-industriellen Strategie waren. Nachdem die sich aus dem Krieg ergebende Dringlichkeit nicht mehr in dem Maße fortbestand, ging die ehemals im Kampf gegen Hitler-Deutschland in Bletchley Park versammelte wissenschaftliche Gemeinschaft dazu über, prospektive, ja sogar eindeutig utopische Themen anzugehen, wie etwa die seit Descartes und vor allem La Mettrie überfällige Idee, das menschliche Gehirn mit den Komponenten des Computers zu identifizieren. Die entstehende Kybernetik als eine Synthese aus der Informationstheorie, der Spieltheorie, der Zeichentheorie sowie der Neurobiologie wird also bestrebt sein, die Organisation des Lebendigen nach dem Modell *intelligenter Maschinen* – so der Titel des 1947 erschienenen Buches von Alan Turing – zu simulieren. Die Verbindung der Kybernetik mit den Telekommunikationsmitteln *in Echtzeit* sollte es dann auch tatsächlich schon bald ermöglichen, die noch zwischen der *Logik* und der *Logistik* der Information bestehende Lücke zu schließen. Die Gelegenheit hierzu ergab sich Ende der fünfziger Jahre mit dem amerikanischen Luftabwehrprojekt. Zum Zwecke einer vollständigen Radarerfassung des gesamten nordamerikanischen Luftraums beauftragte die US Air Force das Lincoln-Laboratorium des Massachusetts Institute of Technology mit der Schaffung einer Forschungsstruktur, um so schnell wie möglich ein Frühwarnerkennungssystem zu installieren: das SAGE-Netz (Semi-Automatic-Ground-Environnement). Das in Lexington ansässige Institut, das bereits den ersten in Echtzeit arbeitenden Computer »Whirlwind« entwickelt hatte, befaßte sich deshalb mit der Entwicklung eines Abwehrnetzes für Amerika, einem gigantischen Spinnennetz, dessen Aufgabe darin bestand, die Kontrolle der Umwelt eines ganzen Kontinents sicherzustellen.

Bei der endgültigen Installierung dieses Warnsystems, das erstmals ein in Echtzeit arbeitendes Radarnetz nutzte, wurde eine Vielzahl technologischer Neuerungen geschaffen: erwähnt seien beispielsweise der Begriff des *Time-Sharing*, die Kopplung von Computer und Telefon, die zur Telematik führen sollte, die Computersimulation und sogar die Ansätze digitaler Bilderzeugung.[6] Das SAGE-System eröffnete auf seine Weise den Zugang in die Welt der virtuellen Realität, einem Jenseits, das die Trägergeschwindigkeit der Atomwaffen notwendig gemacht hatte.

Da die *reale* Umwelt, der städtische und ländliche

Raum, nicht mehr der Einwirkung der elektromagnetischen Felder entging, ergab sich die Möglichkeit ihrer zwangsläufig kybernetischen Ergänzung durch eine *virtuelle* Umwelt, die sogar die ungeheure Gelegenheit bot, der physischen Dimension des menschlichen Handelns eine zusätzliche, simulierte Dimension hinzuzufügen: der CYBER-SPACE des Computers stellte nunmehr den »ganzheitlichen« Dimensionen unserer gewöhnlichen Umwelt eine »fraktionierte« Dimension zur Seite.

Allerdings verdient noch ein anderer Gesichtspunkt dieser theoretischen Umwälzung unsere Aufmerksamkeit, und zwar der *energetische* Aspekt der Information. Man wird sich noch daran erinnern, daß unmittelbar nach dem Krieg die MATERIE, die man bis dahin unter dem Gesichtspunkt der MASSE und der ENERGIE betrachtete, um den Begriff INFORMATION ergänzt wurde. Wenn also, wie die Relativitätstheorie es uns lehrt, die herkömmlichen Begriffe von Masse und Energie sich zwar voneinander unterscheiden, aber äquivalent sind – $E = mc^2$ –, dann muß man sich jetzt darum bemühen, die zwischen Information und Energie bestehenden Beziehungen zu erfassen.

Seit den fünfziger Jahren stellt sich folglich die Frage nach der Verschmelzung von »Information« und »Energie«, einer den Physikern noch nicht bekannte Energieform. Nach der *potentiellen* und der *kinetischen* Energie erscheint mit einemmal die Möglichkeit einer *kybernetischen* Energie. Mit der Verwaltungsinformatik war anfänglich der Aspekt der Energieeinsparung bei der industriellen Produktion vorherrschend, aber mit dem Auftauchen der *Simulationsinformatik* und der Telekommunikation, die, wie man weiß, der TELEAKTION Vorschub leistet, erscheint die Information mit einemmal als vollwertige Energie: Bild- und Klangenergie gleichermaßen, Energie der Fernertastung sowie des Fernkontaktes. Durch die Einsparung der physischen Fortbewegung erweist sich der über große Entfernungen hinweg erfolgende Vorgang, die Teleoperation, plötzlich als ein ernsthafter Konkurrent für die Transportenergie. Die Nutzung der absoluten Geschwindigkeit bei Signalübertragung eliminiert die relative Geschwindigkeit von Produkten, von Menschen und Waren und ermöglicht dank der verschiedenen Steuerungsmechanismen eine merkliche Verbesserung der automatischen Regulierung des Verkehrs, wobei sich die Information plötzlich mit ihrer Grenzgeschwindigkeit vermischt.

Diese telematische Fusion/Konfusion der Energie mit der *Live*information wird letztlich zu einer vollkommenen Übereinstimmung zwischen der Elektronik einerseits und der Informatik andererseits führen, so als sei die elektrische Energie heimlich zur *Informationsenergie* geworden.

Um diesen wahrhaften Zauberstreich jedoch besser verstehen zu können, muß man um einige Jahre zurückgehen, und zwar ins Jahr 1942 und zur Entwicklung der »Methode der Verhaltensforschung«, zu deren Verfechtern Norbert Wiener, Arturo Rosenblueth, ein Kardiologe, sowie Julian Bigelow, ein junger Ingenieur, gehörten: »Diese Methode bestand darin, bei der Untersuchung eines beliebigen Phänomens, unabhängig davon, ob es sich um ein natürliches oder künstliches Phänomen handelt, das Schwergewicht auf sein Verhalten zu legen, in Wirklichkeit heißt dies, auf die Veränderungen, die dieses Phänomen aus dem Faktum der Beziehung mit seiner Umgebung erfährt. Die Mathematik beschäftigte sich zwar schon seit langem mit den Beziehungen zwischen bestimmten Phänomenen, aber die Neuheit dieser Verhaltensmethode bestand in ihrer echten Universalität und Radikalität: *es existierte keine andere Realität, als die durch die Beziehung der Phänomene untereinander konstituierte.* Indem diese neue Methode dem Blick auf das Verhalten der Objekte absolute Priorität einräumte – unabhängig von der physikalischen Beschaffenheit der Elemente, aus denen sie bestanden –, ermöglichte sie den Vergleich zwischen jedem beliebigen ›Objekt‹, und insbesondere den zwischen Mensch und Maschine. Die klassische Unterscheidung der Wesen entsprechend ihrer Zugehörigkeit zur mineralischen, pflanzlichen, tierischen oder menschlichen Gattung wurde auf diese Weise abgelöst von einer Gegenüberstellung, für die die Materie unerheblich war, die sich dafür aber mit dem Vergleich der Komplexität des Verhaltens befaßte.«[7]

Eines der wesentlichen Elemente dieser kommunikativen Komplexität ist selbstverständlich der Begriff der »Rückkopplung«. Um die sich herstellende Konvergenz zwischen der Verhaltensmethode und dem energetischen Aspekt, den der Informationsbegriff voraussetzt, besser zu erfassen, muß an die relativistische Definition von Geschwindigkeit erinnert werden: *»Geschwindigkeit ist kein Phänomen, sie ist die Beziehung zwischen den Phänomenen.«* Nähert man die beiden Definitionen einander an, so wird deutlich, daß sie miteinander übereinstimmen und daß, wenn es keine andere »Realität« als die der Beziehung zwischen den Phänomenen gibt, die Realität der Information gänzlich in ihrer Verbreitungsgeschwindigkeit enthalten ist, daß die Information (die dritte Dimension der Materie) folglich niemals etwas anderes ist, als »die Bestimmung des Zustandes, den ein Phänomen zu einem bestimmten Zeitpunkt angenommen hat«.[8] Anders ausgedrückt: sein »Relief«. Und hieraus erklärt sich auch der nunmehr gängige Gebrauch des Begriffs »Hochauflösung« auf dem Bild- und Klangsektor.

Der Cyber-Space, oder genauer die »kybernetische Raum-Zeit« entsteht geradewegs aus einem Faktum, dem Zeitungsleute so große Bedeutung beimessen: der Wert der Information besteht ausschließlich in der Geschwindigkeit, mit der sie gebracht wird, besser gesagt, *die Geschwindigkeit ist die Information*! Eine letzte Bemerkung drängt sich an dieser Stelle auf: In den Forschungszentren von Bletchley Park in Großbritannien und von Los Alamos in den Vereinigten Staaten wurde über das Schicksal, um nicht zu sagen, über das Verhalten dieses ausgehenden Jahrhunderts entschieden. Die miteinander verbundenen Erfindungen der *Bombe* und des *Computers* sollten tatsächlich in Vollkommenheit die Unvernunftsehe zwischen Energie und Information veranschaulichen. Da die Revolution der »Mikroinformatik« heute das Zerstörungswerk fortsetzt, das von den verhängnisvollen Auswirkungen der »makroenergetischen« Revolution begonnen wurde, kann man sich mit Fug und Recht die Frage stellen, welche Schäden nach dem Ende des Kalten Krieges und der *atomaren* Abschreckung in Zukunft die Anfänge einer *informatischen* Abschreckung der wahrnehmbaren Realität verursachen werden, die sich in zunehmendem Maße einer wahrhaften »Industrialisierung der Simulation« angleicht?

»Wenn die Wissenschaft gelernt haben wird, es einzubringen, dann gelingt ihr Stück für Stück die Reintegration dessen, was sie zunächst als subjektiv ausgegrenzt hat. Allerdings integriert sie es als Sonderfall der Beziehungen und Gegenstände, die für sie die Welt definieren. *Folglich verschließt sich die Welt in sich selbst*, und außer durch das, was in uns die Wissenschaft denkt und macht, außer diesem unparteiischen Zuschauer, der uns innewohnt, *werden wir zu einem Teil oder Moment des Großen Objekts.*«[9]

Diese Konzeption der Welt als GROSSES OBJEKT, die Maurice Merleau-Ponty 1959 als eine optische Täuschung des perzeptiven Glaubens verurteilte, führt uns hin zur Aktualität dieses ausgehenden Jahrtausends.

Bei diesem Phänomenologen der Wahrnehmung stößt man in der Tat erneut auf die von Husserl vertretene Idee, daß sich der Raum auf die Welt der sinnlich wahrnehmbaren Erfahrungen beschränke und es darüber hinaus keinen Raum gäbe, der diesen Namen verdiente, sondern lediglich die Unermeßlichkeit einer »Tiefe der Zeit«; eine universale Zeit, die nichts gemeinsam hat mit der Leere des sogenannten »kosmischen Raums«. Nun ist jedoch mit der INFORMATION als letzter Dimension der Raum-Zeit-Materie heutzutage die Versuchung für die Informatiker groß, diese Tiefe der Zeit ohne jeden Raum mit der *nicht mehr beschränkten, sondern verallgemeinerten Information* in eins zu setzen, anders ausgedrückt, mit einer INFORMATIONSWELT, in der die Physik und die Informatik sich vollkommen miteinander vermischten.

Im Anschluß an die Verschmutzung der Entfernungen des natürlichen Maßstabs der geophysikalischen Welt durch den Einsatz der absoluten Geschwindigkeit der Wellen, die die Information transportieren, und die als eine Vervollständigung der Verschmutzung der natürlichen Substanzen – Luft, Wasser, Fauna und Flora – anzusehen ist, werden wir in Kürze die schlagartige *informationstechnische Verschmutzung* der eigentlichen Welt und schließlich sogar des astrophysikalischen Universums miterleben. Und das Phänomen der Ausdehnung des Universums, an dem den Anhängern des Urknalls so viel liegt, wird sich angesichts der »Augenscheinlichkeit« *des Prinzips der allgemeinen Ausdehnung der Information mit einemmal in nichts auflösen!* [10]

Fortan begnügt sich die Desinformation nicht mehr nur mit der Vertuschung von Tatsachen, sondern darüber hinaus geht sie das Realitätsprinzip selbst an und ist darum bemüht, heimlich eine neue Form des Universums einzuführen: *ein virtuelles Universum*, die letzte Form einer kosmischen Entwirklichung, die endgültig die Newtonsche Gravitation durch die kybernetische Steuerung des Denkens verdrängen würde. *»Auf diese Weise wird sich eines Tages das Große Universum in nichts auflösen«*, beklagte einst Girardi.

Es läßt sich einfach nicht übersehen, daß diese bevorstehende Herrschaft der informationstechnischen Virtualität durch die so sehr herbeigesehnte Globalisierung möglich, ja sogar notwendig wurde. Wenn die Welt sich in sich selbst verschließt und, wie Merleau-Ponty sagt, zu einer *endlichen Welt* wird, ist die Notwendigkeit ihrer Überschreitung offenkundig. In dem Augenblick, wo schließlich mit Hilfe der audiovisuellen Techniken der *tiefe* Horizont der Orte, die sich am entgegengesetzten Punkt unserer Erdkugel befinden, *sichtbar*, oder genauer gesagt, »durchsichtbar« geworden ist, ergibt sich auch schon die Dringlichkeit einer anderen, neuen Grenze, einer nicht mehr geographischen, sondern computergraphischen Grenze; das *geistige Bild* der durch die Krümmung des Erdballs verdeckten Weite wird durch die *instrumentelle Bilderwelt* eines Computers verdrängt, der die Fähigkeit besitzt, dank der Rechengeschwindigkeit seiner integrierten Schaltkreise ein virtuelles Jenseits zu erzeugen.

Schenken wir in diesem Zusammenhang den Ausführungen Scott Fishers unsere Aufmerksamkeit: *»Bald schon wird man portable Umweltsysteme schaffen.* Die Möglichkeiten, die die virtuellen Realitäten in sich bergen, sind offensichtlich genauso unbegrenzt wie die der Realität selbst: das Interface der menschlichen Umwelt wird vielleicht zugunsten anderer Welten Stück für Stück verschwinden.«[11]

In der Tat drängt sich erneut eine Feststellung auf, die die Veränderung von Geschwindigkeit in der Geschichte betrifft: Langzeit, Kurzzeit, *Echtzeit.*

Fernand Braudel sprach zu Recht von einer energetischen Dimension der Geschichte, von einer Beschleunigung der Zeit, denn, wenn der Bericht der Geschichtschroniken wirklich *schriftliche Information* ist, dann ist er auch Energie und Masse, die der menschlichen Gattung nämlich.

Folglich sind in unserem Gedächtnis die drei Aggregatzustände der Materie am Werk, und wir werden nichts von dem begreifen, was seit einigen Jahren passiert, wenn wir uns weigern, den »energetischen« und »informatorischen« Zustand der historischen Zeit einander anzunähern. Die Zeit, die sich verändert, das ist die sich verändernde Geschwindigkeit sowie die Geschichte, die ihren Lauf ändert und schließlich eine *unüberschreitbare Beschleunigungsgrenze* erreicht.

Das Objekt, das dem ausgehenden 20. Jahrhundert seinen Stempel aufdrückt, ist demzufolge nicht, wie von den Umweltschützern befürchtet, das Atomkraftwerk, sondern der Teilchenbeschleuniger. Geschichte besteht nicht einzig in der Geopolitik der einzelnen Völker, die sich im Laufe der verschiedenen Zeitalter ablösten, sondern auch im Gebrauch der Energie, die in den fraglichen Zeiträumen jeweils zur Verfügung stand. Einst war dies die zunächst metabolische und dann mechanische relative Geschwindigkeit, und mit dem Aufschwung der elektromagnetischen Systeme ist dies heute die absolute Geschwindigkeit.

Nachdem die Durchbrechung der Schall- und der Hitzemauer erst kurze Zeit zurückliegt, ist unser Zeitalter das erste, das mit der *Lichtmauer* die Grenze seiner kosmologischen *Beschleunigung* erreicht hat. Somit stoßen wir mit der gleichzeitigen Entdeckung der Beschleunigung der geschichtlichen Zeit und der Ausdehnung des kosmischen Raums schließlich auch auf ihre gemeinsame Grenze. Dies alles hat nichts mit den nur scheinbar zutreffenden Argumenten eines Fukuyama zu tun, denn es geht nicht mehr um das Ende der Geschichte, sondern es geht genau gesagt um die oberste Grenze ihrer Beschleunigung; wobei die *Zeitmauer* mit derjenigen der Lichtgeschwindigkeit zusammenfällt. Christliche Widerstandskämpfer gegen den Nazi-Totalitarismus brachten dies früher einmal folgendermaßen zum Ausdruck: »Die Geschichte ist ein schwindelerregendes Kaleidoskop. Der hechelnde und wilde Rhythmus, in dem die Ereignisse im letzten Vierteljahrhundert ablaufen, fördert das mächtige Fortschreiten des Vergessens.«[12] Hieraus erklärt sich nicht nur der »Revisionismus« oder die verneinende Haltung beschädigter Erinnerung, die die seit dem Zweiten Weltkrieg eingetretenen Ereignisse zur Bedeutungslosigkeit verdammen, sondern die noch viel heimtückischere informationstechnische Entwirklichung, die deshalb zu der heute feststellbaren Niederlage der Fakten führt, weil die Information fortan die Oberhand über die Realität des Ereignisses gewinnt.

Da die informationstechnologische Rechengeschwindigkeit es erlaubte, die historische Tempomauer zu erreichen, bedingt sie jetzt die möglich gewordene »Industrialisierung« des Vergessens und der Wissenslücken. Wenn, wie die Physiker behaupten, die Lichtgeschwindigkeit genauso wie die Gravitationsgeschwindigkeit *eine Eigenschaft der Leere* ist, dann ist die Lücke vollkommen und die indirekte Beleuchtung der Lichtgeschwindigkeit im Begriff, sowohl das Verständnis der Zeit als auch das der Geschichte grundlegend zu verändern. »Ich habe Sehnsucht nach dem Universum, Heimweh nach allen Ländern ...«, bemerkte Paul Morand, der desillusionierte Reisende. Wenn wir nicht auf der Hut sind, werden wir morgen nicht nur Heimweh nach der Geschichte und ihrer Geographie haben, sondern auch nach dem verlorenen Raum und der verlorenen Zeit.

»In Zukunft wird es genauso nützlich sein, den Weltraum kennenzulernen, wie Autofahren zu lernen«, erklärte Wernher von Braun Ende der sechziger Jahre, zu genau der Zeit, als der Mensch zum erstenmal den Mond betrat. Ich glaube, man findet keine bessere Erklärung für die kybernetische Kunst, die, im Anschluß an die kinetische Kunst, zu den Verfahren der sogenannten virtuellen Realität führt.

Den Raum, den Cyber-Space zu steuern, wie man einstmals ein Auto steuerte, genau darin besteht die große ästhetische Veränderung der Informationstechniken. In der Übertragung der Kontrolle auf die nähere Umgebung, die bisher über das »Objekt«, das Instrument der Fortbewegung ausgeübt wurde, und das dank der Errungenschaft einer »fraktalen« Dimension nicht mehr des Raums, sondern der Zeit; einer *Echtzeit*, die künftig die Virtualisierung der unmittelbaren Umgebung des Menschen mit Hilfe eines Verfahrens zur Steuerung seiner Bewegungen ermöglicht – darin besteht wohl die verblüffendste Anwendung der Interaktivität.

Und in der Tat leitet die jüngste Erfindung des »Datenanzugs«, der dazu in der Lage ist, um uns herum einen Ersatzraum zu erzeugen, *eine tragbare virtuelle Umwelt*, die bevorstehende Entdeckung einer »Psychogeographie« ein, die alles der kybernetischen Energie zu verdanken haben wird, die fortan die kinetischen und potentiellen Energien ergänzt.

Zitieren wir in diesem Zusammenhang Jaron Lanier, einen der Urheber dieses immateriellen Bekleidungsstücks: »Zum Jahrhundertwechsel, nach einer allgemeinen Verbreitung der virtuellen Realität, wird man sie nicht als etwas ansehen, was die physikalische Realität in Frage stellt, sondern vielmehr als eine *zusätzliche Realität.* Die virtuelle Realität eröffnet uns *einen neuen Kontinent.*«[13]

Der Mensch von morgen, der gehalten ist, sich jenseits der verschwundenen Bildschirme zu situieren, in einer von Kommandosignalen bevölkerten künstlichen Welt, wird sich wohl nicht mehr lange einer Umweltkontrolle entziehen können, die ihn auf Schritt und Tritt überwacht, wie eine Rakete von der gegnerischen Abwehr.

Dieser seines Schattens beraubte Mensch wird nicht mehr nur die Freiheit verloren haben, sich eine beliebige geistige Bilderwelt zu schaffen, sondern die Szenerie, die Landschaft der instrumentellen Bilderwelt, die ihn überall umgibt, veranschaulicht den Verdacht eines Antonin Artaud gegenüber der surrealistischen Bewegung André Bretons: *»Der Surrealismus war diese unfaßbare virtuelle Hoffnung, die wahrscheinlich genauso trügerisch war wie jede andere Hoffnung auch*, die einen aber dennoch dazu drängt, einen letzten Versuch zu wagen, sich an x-beliebige Hirngespinste zu klammern, sofern es ihnen nur gelingt, den Geist ein winziges bißchen zu täuschen.« [14]

Der über jedes vorstellbare Maß hinaus beherrschte »Maschinenmensch« verkörpert wahrhaftig die vom Futurismus, vom Kubismus oder vom Surrealismus eingeleiteten Brüche, jedoch geht es künftig weniger um die Trennung der objektiven Erscheinungsformen der Realität von den subjektiven Interpretationen des Künstlers als vielmehr um das Aufbrechen *der Einheit der menschlichen Wahrnehmung* und um die nunmehr *automatische* Durchsetzung einer dauerhaften Störung der Selbstwahrnehmung, die nachhaltig die Beziehung des Menschen zur Wirklichkeit beeinträchtigt.

Hierzu wollen wir die Aussagen Eric Gullichsens zitieren, einem der prominenten Fürsprecher dieser gespenstischen Welt: *»Im Cyber-Space ist es überhaupt nicht nötig, sich mit einem solchen Körper zu belasten, wie wir ihn im physikalischen Raum besitzen. Die Konditionierung auf* *einen einheitlichen und unveränderlichen Körper wird wegfallen und durch den Begriff des ›austauschbaren‹ Körpers ersetzt.«* [15]

Wenn man das hört, könnte man sich auch die Frage stellen, ob wir kurz davorstehen, zwar nicht mehr die »natürliche«, wohl aber die »künstliche« Selektion der mit den Augen erfaßbaren Bilderwelt des Menschen mitzuerleben: Das Erectus-Bild der (graphischen) Optik verliert seine Vorrangstellung an das Sapiens-Bild der (computergraphischen) Elektrooptik, mit anderen Worten, an die plötzliche Überlegenheit des synthetischen Bildes über das Bild des bloßen Auges [16], wobei sich die Suche nach einer audiovisuellen Hochauflösung letztlich ausschließlich aus dem fortwährend unternommenen Bestreben erklärt, *das Verhältnis zwischen der Wirklichkeit und der Virtualität endgültig zu verändern* und damit Antonin Artauds verzweifelte Einschätzung der unmittelbaren Nachkriegszeit nachträglich zu bestätigen: »Was das ekelhafte Leben, in dem wir leben, auszeichnet, ist, daß man uns von allen unseren Wahrnehmungen, unseren Eindrücken ausdestilliert hat, daß wir nur noch tröpfchenweise leben, *die Luft der Landschaften nur noch von oben und vom Rand einatmen.«* [17]

Irgend etwas dehnt sich aus, das steht fest, aber es ist weder der Frosch des Märchens noch die sich angeblich ausdehnende Sphäre eines Kosmos mit ungewissem Schicksal, *sondern der Augapfel eines Auges ist es, der den Körper des Menschen vollständig umschließt.* Indem die fraktionierten Dimensionen des kybernetischen Raums die Einheit des Seins zerschlagen, ermöglichen sie die Übertragung des Inhalts unserer Empfindungen auf ein nicht greifbares Double und beseitigen mit der Unterscheidung zwischen innen und außen zugleich das *hic* und *nunc* der unmittelbaren Handlung.

Hier stoßen wir auf eine der wesentlichen Ideen Karl Poppers, die er in seinem Werk mit dem Titel *A World of Propensities* entwickelt, eine Studie zur Kausalität und zur Evolution. Es sei daran erinnert, daß Popper seinem Denksystem immer eine kybernetische Perspektive gegeben hat, er, der erklärte: »Wir lernen mittels Erprobung und Widerlegung, das heißt mittels *Rückkopplung.*« In dem oben zitierten Essay stellt Popper die »Neigungstendenz« als einen allgemeingültigen Dynamismus vor: »Die Tendenz des statistischen Mittelwerts, stabil zu bleiben, wenn die Verhältnisse es auch sind, bildet eines der Wesensmerkmale unseres Universums. Es scheint, als ließe sich dies nur mit Hilfe der *Neigungstheorie* feststellen, anders ausgedrückt, mit Hilfe der Idee, daß es gewichtige Möglichkeiten gibt, *die mehr sind als nur einfache Möglichkeiten.* Es sind sich selbst verwirklichende Tendenzen oder Neigungen, die allen Möglichkeiten in unterschiedlichem Maße innewohnen, *sie sind so etwas wie Kräfte, die für die Stabilität der Frequenzen bürgen.*« [18]

Nach dieser These aktualisiert sich die statistische Tendenz, wird zu einer KRAFT, einem Kraftfeld, dem wir in Zukunft Rechnung tragen müssen. Zitieren wir weiter: »Man vermutet, daß die Neigungen nicht nur einfache Möglichkeiten sind, sondern eine *physikalische Wirklichkeit.* Sie sind genauso real wie Kräfte oder Kraftfelder, und umgekehrt sind Kräfte Neigungen, die Körper in Bewegung setzen, sie beschleunigen, und die Kraftfelder sind Neigungen, die auf ein bestimmtes Gebiet des Raums verteilt sind und sich innerhalb dieses Gebietes stetig verändern können. *Kraftfelder sind Neigungsfelder, sie sind real, sie existieren.*« [19]

Es ist leicht erkennbar, daß die Einführung des Konzepts der »statistischen Neigung« einer erneuten Verallgemeinerung des Begriffs der »Kraft« (der Dynamik) entspricht, der sich vollständig aus der mathematischen Logik ableitet, die auf den in den vierziger Jahren betriebenen Forschungen basiert. Aus diesem

Grunde führt uns diese undeterministische Methode hin zu den Hypothesen der virtuellen Realität. In dem von uns zitierten Buch führt Karl Popper weiter aus: »Die Neigungen sind, genauso wie die Newtonschen Gravitationskräfte, unsichtbar, allerdings können sie, ebenso wie diese, Einfluß ausüben: sie sind wirkungsvoll (aktuell), sie sind real. *Folglich besteht für uns Veranlassung, reinen Möglichkeiten,* ›gewichtigen‹ Möglichkeiten, *so etwas wie Realität zuzubilligen.* Ein solches Konzept versetzt uns in die Lage, die Prozesse, die unser Universum konstituieren, in einem neuen Licht zu betrachten. Die Welt ist keine Kausal-Maschine: man kann sie jetzt betrachten als ein Universum der Neigungen, *einen Prozeß der Entfaltung von Möglichkeiten, die ihrer Aktualisierung entgegensehen.*«[20]

Eine solche Vision weist natürlich Gemeinsamkeiten mit der »Ausdehnung« auf, von der weiter oben die Rede war, allerdings handelt es sich nicht mehr um den Urknall, sondern vielmehr um die Explosion einer Art LOGISCHER BOMBE, die die Welt der theoretischen Astrophysik zerstört, indem sie das Virus einer probabilistischen Konzeption der Realität einführt, die sich nicht sehr stark von den Perspektiven unterscheidet, die die jüngste Entwicklung einer *allgemeinen Informationstheorie* bietet.[21]

Mit Karl Popper vergrößert sich der Raum des Möglichen. Die Neigungen sind Eigenschaften des globalen physikalischen Sachverhalts. Die Zukunft ist nicht nur offen, sondern das Universum ist offenkundig *unbestimmt.*

Zusammenfassend stellt Popper noch fest:

»Die Theorie der Neigungen erlaubt es uns, *innerhalb des Rahmens einer objektiven Interpretation der Wahrscheinlichkeiten* zu arbeiten, unabhängig von der Tatsache, daß wir die Zukunft nicht kennen, die objektiv noch nicht bestimmt ist, *sie ist offen, objektiv offen.* Lediglich die Vergangenheit ist bestimmt: sie wurde aktualisiert und ist aus diesem Grunde verschwunden. *Seither läßt sich die Gegenwart als der stetige Aktualisierungsprozeß der Neigungen beschreiben.*«[22]

Wenn wir jetzt das schöne Wort »Neigung« durch das mehr mathematische der *statistischen Tendenz* ersetzen oder einfach nur durch »Mittelwert«, dann ist das vielzitierte offene Universum Karl Poppers nur noch das Produkt eines verborgenen Motors: *ein Motor logischer Folgerungen*, ein neuer *Deus ex machina*, der demjenigen der »Expertensysteme« der Informatik der fünften Generation entspricht! Zudem kann die *gegenwärtige Zeit* nicht mehr korrekt beschrieben werden als das Aktualisierungskontinuum der gewichtigen Tendenzen der Geschichte, sondern vielmehr als der diskrete Anfang der Herrschaft einer *Echtzeit*, die wiederum lediglich die Konsequenz einer Art allgemeiner Statistik der geschichtlichen Entwicklung wäre: unsere gegenwärtige Realität war immer nur ein Realitätseffekt, oder genauer gesagt, eine synthetische Illusion!

»Der Cyber-Space ist das Ergebnis einer Zusammenarbeit zwischen dem informationstechnischen Realitätsmotor des Laboratoriums einerseits und dem Realitätsmotor des Gehirns andererseits.«[23] Bei einer derartigen Definition ist das den Philosophen so wichtige Lebendig-Gegenwärtige nur noch ein lebendiges Kino.

Nachdem man im Laufe der Revolution der Transportmittel den von Pferden gezogenen Wagen mit Hilfe der synthetischen Energie des Verbrennungsmotors motorisiert hat, betreibt die Revolution der Übertragungsmittel jetzt die *Motorisierung der Realität des Raums* mit Hilfe der synthetischen Bildproduktion des Computermotors; und anscheinend läßt sich der perspektivische Glaube durch den Virtualitätserzeuger täuschen. Die durch den Kunstgriff der Geschwindigkeit eines Rechenprozesses dynamisierte *Perspektive des Realraums* der Maler des Quattrocento weicht folglich der *Perspektive der Echtzeit* der Informatiker des Novecento, die die surrealistischen Texte aus den dreißiger Jahren anschaulich werden läßt: »Eines Tages macht die Wissenschaft das Reisen überflüssig, indem sie die Länder zu uns holt, die man besuchen wollte. Dann wird es das Land sein, das uns besichtigt, wie eine Menschenmenge ein x-beliebiges Tier in seinem Käfig, und schließlich reist das Land wieder ab, enttäuscht darüber, sich für etwas so Geringfügiges auf den Weg gemacht zu haben.«[24]

Wenn zukünftig der mit Prothesen ausgerüstete Behinderte, der seine Umgebung kontrollieren kann, ohne sich fortzubewegen, zum Vorläufer des mit Fernsteuerungen jeder Art *überrüsteten* Gesunden geworden ist, dann versucht letzterer auch, *den Horizont einer rückgekoppelten Umwelt zu sich kommen zu lassen*, so wie man einen Hund herbeipfeift. Für ihn kommt in Zukunft das bewegliche Voranschreiten des Menschen nicht mehr zustande durch das unbewegliche Zurückweichen der Dinge vor seinen Augen. Das Gegenteil ist eingetreten: Das bewegliche Voranschreiten der ihn umgebenden Dinge kommt zustande durch das bewegungslose Zurückweichen eines Menschen, der geknechtet ist wie ein Eichhörnchen in seinem Käfig.

Der Cybernaut, ein *Opfer der Kulisse*, ist zur Beute einer weniger visuellen als vielmehr virtuellen synthetischen Illusion geworden, bei der das visuelle Denken, an dem Rudolf Arnheim so viel lag, den verhängnisvollen Folgen eines virtuellen Denkens das Feld überläßt, das das Erzeugnis einer Bildproduktion ist, die sich vollständig der Steuerung eines Menschen verdankt, der den Luftspiegelungen der *kybernetischen Ideographie* unterworfen ist. Mit seinem »Territorium« entdeckt der neue Imperialismus des instrumentellen Denkens zugleich sein PSYCHOGEOGRAPHISCHES IMPERIUM.

Darüber hinaus ist es aufschlußreich, die Rolle, die die NASA seit mehr als zehn Jahren im Zusammenhang mit dem Aufschwung der Technologien der Virtualität spielt, in Augenschein zu nehmen. Nach den vielen bitteren Enttäuschungen, die die amerikanische Raumfahrtbehörde bei der Eroberung des Realraums hinnehmen mußte, hat man riesige Summen in die Suche nach Instrumenten gesteckt, die ihr künftig die *Eroberung der nicht vorhandenen Weite des virtuellen Raums* ermöglichen sollen.

Wenn auf der einen Seite der Bau der geplanten Raumstationen bereits eine Verbesserung der Werkzeuge der TELEROBOTIK notwendig machte, dann erforderte andererseits die Planung von Raumsonden tatsächlich die Entwicklung der neuen Techniken der TELEPRÄSENZ. Zu diesem Zweck wandte sich die NASA an die ehemaligen Mitglieder des von Nicholas Négroponte Anfang der sechziger Jahre am MIT versammelten Teams, und insbesondere an Scott Fisher. Aber letztlich ging es in erster Linie darum, die Vorbereitungen für einen ganz bestimmten Exodus zu treffen, *den von der Erde und seiner konkreten Wirklichkeit.* Da sich die von den Medien betriebene audiovisuelle »Entwirklichung« offensichtlich nicht mehr mit der Maskierung unseres täglichen Lebens begnügte, stellte sich den Informatikern die Aufgabe, ab sofort den Verzicht auf die materiellen Träger der unmittelbaren Erfahrung vorzubereiten, um uns in Zukunft in die Immaterialität eines neuen Jenseits zu verbannen. *Und das angestrebte Ziel seiner Kolonisierung will man erreichen, indem man im nächsten Jahrhundert ganze Bevölkerungen von Konsumenten in die Leere eines horizontlosen Horizonts deportiert.*

Darüber hinaus sollte dieses Zusammenprallen der beiden räumlichen Abwesenheiten der Kybernetik und der Astrophysik noch beschleunigt werden durch die Rolle, die die Raumsonden in der Vorstellung der Astronomen spielten. Die Skepsis dieser Wissenschaftler hinsichtlich der Nützlichkeit »bemannter« Raumflüge sollte sie schon bald zu Fürsprechern des Gedankens machen, daß allein die Entsendung »ferngesteuerter Roboter« vernünftig und zudem ökonomischer sei.

Da man einhellig die Meinung vertrat, daß sich in absehbarer Zeit die ferngesteuerte Erforschung gegen die bemannten Flüge durchsetzen würde, erwogen die Verantwortlichen der NASA, die von den Raumsonden übermittelte Bilderflut zu nutzen, um die Computer damit zu speisen und damit den Wissenschaftlern die Möglichkeit einer *virtuellen* Erforschung der Galaxis zu bieten.

Hierbei leistete das Jet Propulsion Laboratory in Pasadena Ende der achtziger Jahre mit der Herstellung des experimentellen Films *Mars the Movie* einen wichtigen Beitrag. Unter Verwendung von Daten, die von den Viking-Sonden geliefert worden waren und die als Grundlage für ein astronautisches Modell zur *virtuellen Navigation* dienten, entwickelte Kevin Hussey ein Video, das eine Vorstellung von der Erforschung des roten Planeten vermittelte. Das erklärte Ziel dieses Videos bestand darin, die Verantwortlichen des amerikanischen Raumfahrtprogramms dazu zu bewegen, schleunigst den Gedanken an einen bemannten Flug aufzugeben und zugunsten von weniger kostspieligen Verfahren den Weg der *virtuellen Erforschung von Planeten* mittels der von den Raumsonden gelieferten visuellen Daten zu beschreiten.[25]

Vier Jahrhunderte nach der Erfindung des Teleskops durch Galilei und dank der technischen Glanzleistung der Teleraumfahrt reist der Astronaut im Wohnzimmer und holt die weniger den Wirkungen der

Gravitationskraft als denen des Realitätsgenerators unterworfenen Sterne zu sich heran.

Wenn die Digitalisierung der kosmischen Bilderwelt im nächsten Jahrhundert erst einmal vollständig von den Informatikern vorgenommen sein wird, dann können die Cybernauten wie einfache Fernsehzuschauer die Reise in ihrem Sessel unternehmen und ein Ersatzuniversum entdecken, das aus der Informationsenergie hervorgegangen ist. Und der Urknall, für den die Berechnungen Edwin Hubbles zur wahrscheinlichen Geschwindigkeit der Ausdehnung des Universums die Grundlage bildete, verliert mit einemmal seinen wissenschaftlichen Primat gegenüber der (transparenten) Geschwindigkeit der unendlichen Ausdehnung der Computerberechnungen! Damit wird auch leichter nachvollziehbar, welches Ziel mit dem Abschuß der Raumsonde »Mars Observer« im Herbst 1992 verfolgt wurde, deren Auftrag – wie man sich erinnern dürfte – darin bestand, eine vollständige kartographische Erfassung des Mars zum Zwecke seiner zukünftigen Kolonisierung zu gewährleisten. Was aber weniger deutlich wird, das ist die Beschaffenheit dieser »Kolonisierung«. Weit davon entfernt, eine bemannte Mission zwecks einer hypothetischen Landung des Menschen auf dem Mars im 21. Jahrhundert vorzubereiten, sollte das topographische Verzeichnis der Marsoberfläche dazu dienen, *ihre virtuelle Erforschung unmittelbar zu ermöglichen.* Um so größer mußte die Enttäuschung der vor ihren Armaturen im Kontrollzentrum des Jet Propulsion Laboratory sitzenden Ingenieure sein, als die von der Sonde übermittelten Signale Mitte 1993 plötzlich verschwanden.

Als Zusammenfassung dieser Episode ein einfacher Hinweis: Sollte das Modell des Programms für die automatische Aktienkursnotierung an der Börse der Wall Street – das *program trading* – zukünftig in den wissenschaftlichen Disziplinen Anwendung finden, dann beträfe die »Entregelung« nicht mehr bloß die Finanzprodukte der Marktwirtschaft, sondern die Produktion einer Rationalität, *die metawissenschaftlich* geworden wäre und ebenfalls dem kybernetischen Gesetz der Rückkopplung unterläge. Folglich stünde der Konkurs, der Zusammenbruch dieser einst von Joseph Weizenbaum verurteilten instrumentellen Vernunft in absehbarer Zeit bevor.[26]

Eine letzte Feststellung: Wenn, wie wir gesehen haben, die schnelle Globalisierung des Austauschs die Virtualisierung der verschiedenen strategischen, ökonomischen und wissenschaftlichen Erscheinungsformen bedeutet, dann ergibt sich daraus ein schwerwiegendes Problem: *das der genauen physischen Lokalisierung des virtuellen Objekts.*

Aus der künftigen Vermischung zwischen dem *realen Raum* der Handlung und dem *virtuellen Raum* der Rückkopplung resultiert in der Tat die Blockierung jeder *Positionierung* und damit die Krise jeder Positionsvorhersage ...

Da die »Delokalisierung« ihrerseits zu einer Unsicherheit bezüglich des Ortes der tatsächlichen Handlung führt, wird jede *vorherige Positionierung* unmöglich und stellt somit eine echte Infragestellung des Prinzips der *Antizipation* dar. Nach dem Verlust des Primats des Wo gegenüber dem Wann und dem Wie bleibt ein Zweifel bestehen weniger hinsichtlich der tatsächlichen Wahrscheinlichkeit der »virtuellen Realität« als vielmehr hinsichtlich der Beschaffenheit ihrer Lokalisierung und demzufolge hinsichtlich der Möglichkeiten der Kontrolle der virtuellen Umwelt.

Zur Veranschaulichung dieser Zustandsbeschreibung einer zukünftig in der Echtzeit lebenden Welt, möchte ich eine Anekdote zum Besten geben: Seit kurzem vertreibt man in den Vereinigten Staaten einen neuen Uhrentyp, der nicht mehr dazu dient, die *Zeit* anzuzeigen, sondern den *Ort*, an dem man sich gerade befindet. Dieser als GPS – Akronym für *Global Positionning System* – bezeichnete Gebrauchsgegenstand ist auf dem Gebiet der Globalisierung der Lokalisierung wahrscheinlich die herausragende Erfindung unseres Jahrzehnts.

Dank der Fähigkeit des GPS, die winzige Geschwindigkeitsdifferenz beim Empfang der Signale zu bestimmen, die zwei der vier von den Amerikanern in den Weltraum beförderten Satelliten aussenden, entthront es jetzt den Sextanten, indem es bei Bedarf augenblicklich die Position an die Piloten und Navigatoren weitergibt, und das mit einer Abweichung von etwa zwanzig Metern, die sich bis zum Jahrhundertende auf weniger als fünfzig Zentimeter reduziert haben wird. Soviel zu den Leistungen dieses höchst symbolträchtigen Gegenstandes, was die Bedeutung der Positionierung in der Welt der kybernetischen Netze betrifft.

Was man allerdings in der Werbung für dieses Produkt unterschlägt, das in jüngster Zeit von den meisten zivilen Luftfahrtgesellschaften und sogar von den Luftstreitkräften zahlreicher Länder angeschafft wurde, ist die Tatsache, daß sich das Pentagon im Falle eines kriegerischen Konflikts mit den Vereinigten Staaten automatisch das Recht herausnimmt, diese »Dienstleistung« unbrauchbar zu machen, indem es die Weitenangaben manipuliert, um die operative Überlegenheit der eigenen Streitkräfte zu sichern!

August 1993

Anmerkungen

Der Medienkomplex

1 »Droit et journalisme: nature et limites de la liberté de la presse«, colloque international organisé par l'université Laval, Québec, 25. und 26. Oktober 1984. Hier vor allem der wichtige Beitrag von Peter Desbarats.

2 Franz Kafka, *Briefe an Milena,* Frankfurt am Main 1986, S. 316. Kafka erneuerte die Apokalypse des *Corpus Hermeticum* und die Annäherung zwischen der »fürchterlichen Ehe der Seelen mit der Materie, solcher Seelen, die keine Augen mehr haben, sondern Augenhöhlen, mit denen sie ausforschen, öffnen, erobern; das durch den *aufdringlichen Blick* verlorene Sehvermögen«.

3 Die entsprechenden Belege wurden zusammengetragen und veröffentlicht von Philippe Gavi im *Nouvel Observateur* vom 15. Oktober 1992. Die französischen Senatoren ihrerseits haben am 30. November 1992 entschieden, die Nichteinhaltung des Rechts auf Gegendarstellung in einem beliebigen Medium in ein strafbares Vergehen umzuwandeln.

4 Vgl. Antoine Lefebure, *Havas. Les arcanes du pouvoir,* Paris 1992.

5 D.L. Cheney/R. M. Seyfarth, *Truth and Deception in Animal Communication in Cognitive Ethologie,* Lawrence Erlbaum Ass., 1991.

6 E. Emery/Ph. H. Ault/W. K. Agee, *Introduction to Mass Communications,* New York.

7 Angesichts der durch das GATT-Abkommen drohenden Gefahren hat Jack Ralite eine Reihe von Aktionen gegen diese Medienmachtergreifung ins Leben gerufen, insbesondere bei der UNESCO und vor dem Europäischen Parlament im Jahre 1993.

8 Vgl. E. Emery/Ph. H. Ault/W. K. Agee, a.a.O.

Der Staatsstreich der Information

1 Karl Kraus verwendet den Begriff »kinodramatisch« in: *Nachts,* Wien/Leipzig 1924.

2 Viele der hier kommentierten Angaben sind folgenden Werken entnommen: Charles Ledré, *Histoire de la presse,* Paris 1958; Jean Morienval, *Les Créateurs de la grande presse en France,* 1934; Eugène Hatin, *Histoire politique et littéraire de la presse en France,* 1859/61.

3 Nach der *Ilias*.
4 Platon, *Der Staat* (Übersetzung von Rudolf Rufener), München 1991, 8. Buch, 557a–e.
5 Homer, *Ilias* (Übersetzung von Johann Heinrich Voß), Frankfurt am Main 1990, Sechster Gesang.

Schrumpfeffekt

1 Der Vortrag von Adolf Loos trägt den Titel *Ornament und Verbrechen* (in: *Trotzdem*, Wien 1982, S. 82) und wurde 1908 in Wien gehalten.
2 Mitglieder des Klubs der Feuillants, gemäßigte Republikaner (Anm. d. Ü.).
3 Brief des Mallet du Pan vom 25. November 1799 anläßlich der Inszenierung des 18. Brumaire durch Napoleon und seine Anhänger.
4 *Le Moniteur universel*, 1794–1795.
5 Die erste Reise mit einer Montgolfiere wurde am 21. November 1783 von Pilâtre de Rozier zusammen mit dem Marquis d'Arlandes unternommen.
6 Lukianos (aus Samosta), *Ikaromenippos oder Die Luftreise*.
7 *Die Gemälde. Ein Gespräch von W.* In: Athenaeum. Herausgegeben von August Wilhelm Schlegel und Friedrich Schlegel. Zweiter Band, Erstes Stück, Berlin 1799, S. 54 ff.
8 Bereits die präadamitischen Libertins des 17. Jahrhunderts stellten diese Chronologie in Frage. Vgl. Franck Bourdier, *»Adam ancêtre des juifs, non de l'humanité ...« Préhistoire de France*, Paris 1967; Aussagen über die Geschwindigkeit geologischer Phänomene finden sich auf S. 77–78.
9 Karl Kraus, *Nachts*, Wien/Leipzig 1924.
10 Pierre Assouline, *Albert Londres. Vie et mort d'un grand reporter*, Paris 1989.
11 Dickens war ein echter *virtueller Romanautor*. Zunächst arbeitete er als (Gerichts- und Parlaments-)*Stenograph*, dann als Herausgeber von Wochenzeitschriften wie *All the Year Around* (mit einer Auflage von 300000 Exemplaren). Man nannte ihn »den Romanautor der Straße«.
12 Im Gegensatz zu Großbritannien und Amerika lehnten die französischen Schriftsteller des 18. Jahrhunderts die Presse in ihrer bestehenden Form ab und zeigten nichts als tiefe Verachtung für

die Novellisten. Selbst wenn ein Voltaire auf seine Weise so etwas wie ein Medienstar war, so vertrat er doch die Meinung, daß die *eigentlichen geistigen Auseinandersetzungen in einem weniger kurzlebigen Rahmen stattfinden müßten.* Erst im 19. Jahrhundert wird Emile de Girardin die Schriftsteller mit der Massenpresse versöhnen: Chateaubriand, Planche, Constant, Hugo, Dumas, Sand, Maupassant, Zola ..., und auch die Berichte ihrer Fernreisen veröffentlichten Gide, Simenon, Mac Orlan, Dorgelès in den zwanziger Jahren dieses Jahrhunderts in Zeitungen. Trotzdem hatte Hachette 1883 den Verkauf der Werke Maupassants in den Bahnhofskiosken und -buchhandlungen mit der Begründung verboten, sie stellten *eine Gefahr für die Reisenden* dar!

13 Karl Kraus, *Nachts*, Wien/Leipzig 1924.

14 Ebd.

15 Die Umsetzung eines Rechts auf Einmischung durch die Medien kommt nur mühsam voran: »Mit einem für diese Art von Organisation ungewöhnlichen Diensteifer hat der Internationale Bund für Telekommunikation (UIT) Ende April 1993 eine Beschwerde Belgrads für zulässig erklärt, in der Radio Brod beschuldigt wird, die Konvention von Montegobe zu verletzen ..., einem 1982 verabschiedeten Text, der die Ausmerzung von Piraten-Sendern vorsieht.« Will die *Rederecht* eine Durchsuchung vermeiden, ist sie dazu verurteilt, ihren Sendebetrieb einzustellen. Zu guter Letzt wurde die Entscheidung vertagt, und das *Radio-Schiff gegen den Haß* kann weiter senden. Fragt sich nur, wie lange noch.

16 Michel Foucault, *Les mots et les choses*, Paris 1966; dt. *Die Ordnung der Dinge*, Frankfurt am Main 1971.

Die letzte Kunst

1 Petrarca, *Secretum.*

2 *»Exposure to Television as a Risk Factor for Violence«*, in: American Journal of Epidemiology, 129 (4), April 1989.

3 Paul Virilio, *Die Sehmaschine*, Berlin 1989, S. 164.

4 David Fischer, *Le Magicien de la guerre*, Paris 1986.

5 Arthur Schopenhauer, *Die Welt als Wille und Vorstellung* I, § 38.

6 Und wieder erweist sich die Gültigkeit von Platons Beobachtung: Jedes politische Herrschaftssystem erzeugt durch seine Nachkommen neue Normen, der Demokrat bringt den jungen Tyran

nen hervor, der allein bleibt, weit ab der übrigen Welt, unfähig zur Freundschaft: Während er früher »noch unter dem Einfluß der Gesetze und seines Vaters ... lebte«, zeigt er sich jetzt »allezeit im Wachen so, wie er früher nur manchmal im Traume war. Er schreckt vor keiner noch so furchtbaren Mordtat zurück, enthält sich keiner Speise und keiner Untat ...« (Platon, *Der Staat*, 9. Buch, 574d–575b).

Opfer der Kulisse

1 René Gimpel, *Le Journal d'un collectionneur*, Paris 1963.

2 Blaise Cendrars, *Hollywood, La Mecque du cinéma*, Paris 1936.

3 Im Dialog *Gorgias* wird Sokrates als jemand dargestellt, der barfuß in der Stadt umherspaziert, immer zu spät kommt und den Kallikles als *atopos* charakterisiert.

4 L. Annaeus Seneca, *Über die Kürze des Lebens*, in: Philosophische Schriften Bd. II (übersetzt von Manfred Rosenbach), Darmstadt 1993.

5 L. Annaeus Seneca, *Über die Seelenruhe*, in: Philosophische Schriften Bd. II (übersetzt von Manfred Rosenbach), Darmstadt 1993, S. 117–119.

6 Pereire (1800–1875) schrieb in jungen Jahren für die saint-simonistische Zeitschrift *Le Globe*. Später war er maßgeblich an der Entwicklung, der Verwaltung und der wirtschaftlichen Ausbeutung der ersten französischen Eisenbahnlinien beteiligt. Im Jahre 1852 gründete er eine Kreditgesellschaft, den *Crédit mobilier*, die auf langfristige Kredite für Industrieunternehmen spezialisiert war und eine zentrale Rolle im Wirtschaftsleben des Zweiten Kaiserreichs spielte.

7 Lesseps (1805–1894) war französischer Diplomat in Ägypten. Er setzte das von Saint-Simonisten propagierte Projekt zur Erbauung eines Kanals, der eine Verbindung zwischen dem Mittelmeer und dem Roten Meer herstellen sollte, in die Tat um. Zu diesem Zweck gründete er die *Compagnie universelle du canal maritime de Suez*, die die Konzession und das Monopol für die wirtschaftliche Ausbeutung des Kanals für 99 Jahre zugesprochen bekam. Der Suez-Kanal wurde 1869 eröffnet.

8 Heinrich Heine, *Lutetia*, in: Sämtliche Schriften, München 1976, Bd. 9, S. 449.

9 *Réflexions sur la puissance motrice du feu et les machines propres à développer cette puissance.*

10 Eine Ortschaft im Departement Val d'Oise in unmittelbarer Nähe zu Paris, die bereits seit 1821 über ein Thermalbad verfügt und ein beliebter Aufenthaltsort für Sommerfrischler war.

11 Ein beliebter Badeort in der Normandie ganz in der Nähe von Deauville.

Vom Übermenschen zum überreizten Menschen

1 Friedrich Nietzsche: *Ecce Homo.* In: Sämtliche Werke. Kritische Studienausgabe. Hrsg.: G. Colli und M. Montinari. München/Berlin/New York 1980, Bd. 6, S. 279.

2 Zit. in: *Traité des Excitants modernes.* Edition Castor Astral 1992, S. 22/23.

3 Marvin Minsky ist der Begründer des Laboratoriums für künstliche Intelligenz am Massachusetts Institute of Technology (Anm. d. Ü.).

4 Zit. in: *Art Press.* Sondernummer: »Nouvelles Technologies«. 1991, Nr. 12.

5 Erst kürzlich ist die Entwicklung von Riechsensoren abgeschlossen worden.

6 Nietzsche: op. cit., S. 337.

7 Ebd., S. 338.

8 Ebd.

9 Vgl. Karl Popper: *A World of Propersities,* Bristol 1990.

10 *L'Autre Journal,* 3. September 1992. »On ne naît plus on ne meurt plus«, S. 24 ff.

11 Ebd., S. 29.

12 *Libération,* Supplément scientifique, 12. Dezember 1990.

13 In Barcelona hat man vor kurzem einem neugeborenen Zwillingspaar, Maria und Theresa, unmittelbar nach ihrer Geburt einen Herzschrittmacher eingesetzt.

14 Nietzsche: op. cit., S. 331.

15 Ebd., S. 374.

16 Interview mit Pierre-André Tanguieff im *Nouvel Observateur* vom 19. November 1992.

17 Aus einem Interview mit dem Choreographen Merce Cunningam mit der Tageszeitung *Libération.*

18 Jacques Jaffelin, *Pour une théorie de l'information,* ESF éditeur, 1993, S. 21.

19 In: *Bio-éthique, ville et citoyenneté,* Cahiers du laboratoire de sociologie anthropologique de l'université de Caen, 1993.

20 In diesem Zusammenhang sei kurz auf den skandalösen Gebrauch von Kindern in Lateinamerika als lebende Organspender hingewiesen.

21 In: *Bio-éthique, ville et citoyenneté*, Cahiers du laboratoire de sociologie anthropologique de l'université de Caen, 1993.

Die Kunst des Motors

1 Theodor Roszak, *The Cult of Information*, New York 1986.

2 In einem Interview, das vom Wochenmagazin *Die Woche* veröffentlicht wurde, äußerte Martin Bangemann, der Vizepräsident der Europäischen Kommission, daß alle industriellen Arbeitsplätze in absehbarer Zeit bedroht seien und daß arbeitsintensive Massenproduktionen in Deutschland keine Zukunft mehr besäßen.

3 Maurice Merleau-Ponty, *L'Œil et l'Esprit*, Paris 1985, S. 11–12; dt. *Das Auge und der Geist*, Reinbek b. Hamburg 1984.

4 Seit 1940 versammelten die Engländer in Bletchley Park um Alan Turing ein Spezialistenteam, dessen Auftrag darin bestand, den Kode der deutschen Kodierungsmaschine »Enigma« zu knacken. Der Erfolg dieser Operation, der sich der Rechenmaschine »Colossus« verdankte, sollte sowohl den Weg zum Sieg der Alliierten ebnen als auch den in das Zeitalter der Computerrevolution.

5 John von Neumann, *L'Ordinateur et le Cerveau*, Paris 1992.

6 Philippe Breton, *Histoire de l'informatique*, Paris 1987, S. 118.

7 Ebd., S. 129/30.

8 Jacques Arsac, *Les Machines à penser*, Paris 1987, S. 51.

9 Maurice Merleau-Ponty, *Le Visible et l'Invisible*, Paris, S. 31.

10 Jacques Jaffelin, *Pour une théorie de l'information générale*, EST éditeur, 1993.

11 Scott Fisher, *Virtual Interface Environments*, 1990, zitiert von Howard Rheingold in: *La Réalité virtuelle*, Paris 1993.

12 François Bedarida, *La Politique nazie d'extermination*, Paris 1989, S. 328.

13 Jaron Lanier, *Virtual Reality at Texpo*, 1989.

14 Pierre Daix, *La Vie quotidienne des surréalistes*, Paris 1992.

15 Howard Rheingold, *op. cit.*, S. 205.

16 Vgl. hierzu Paul Virilio, *Augen zu, aufgepaßt!*, in: Moral – Erkundungen über einen strapazierten Begriff (Hg. Ruthard Stäblein), Baden-Baden 1993, S. 17–29.

17 Antonin Artaud, *Lettre à Henri Parisot*, 9. Oktober 1945.
18 Karl Popper, *A World of Propensities.*
19 Ebd.
20 Ebd.
21 Jacques Laffelin, op. cit.
22 Karl Popper, op. cit..
23 Howard Rheingold, op. cit., S. 138.
24 Saint-Pol Roux, *Vitesse*, Paris 1973, S. 42.
25 Howard Rheingold, op. cit., S. 161.
26 Joseph Weizenbaum, *Puissance de l'ordinateur et raison de l'homme*, Paris 1981.

Edition Akzente

Giorgio Agamben: Idee der Prosa
John Ashbery: Eine Welle. *Gedichte*
Gaston Bachelard: Psychoanalyse des Feuers
Gaston Bachelard: Die Flamme einer Kerze
Reinhard Baumgart: Glücksgeist und Jammerseele. *Über Leben und Schreiben, Vernunft und Literatur*
Reinhard Baumgart: Auferstehung und Tod des Joseph Roth. *Drei Ansichten*
John Berger: Und unsere Gesichter, mein Herz, vergänglich wie Fotos
Nella Bielski: »Wer, wenn ich schriee, hörte mich denn ...« *Ein Versuch über Rilke*
Horst Bienek: Das allmähliche Ersticken von Schreien. *Sprache und Exil heute. Münchner Poetik-Vorlesungen*
Maurice Blanchot: Das Unzerstörbare. *Ein unendliches Gespräch über Sprache, Literatur und Existenz*
Bettina Blumenberg: Vor Spiegeln. *Erzählung*
Karl Heinz Bohrer: Nach der Natur. *Über Politik und Ästhetik*
Jean Bollack: Herzstein. *Über ein unveröffentlichtes Gedicht von Paul Celan*
Jorge Luis Borges: Geschichte der Nacht. *Neue Gedichte. Zweisprachige Ausgabe*
Joseph Brodsky: Römische Elegien und andere Gedichte
Joseph Brodsky: Marmor. *Ein Stück*
Roger Caillois: Steine
Roger Caillois: Der Krake. *Versuch über die Logik des Imaginativen*
Italo Calvino: Kybernetik und Gespenster. *Überlegungen zu Literatur und Gesellschaft*
Elias Canetti: Der andere Prozeß. *Kafkas Briefe an Felice*
René Char: Rückkehr stromauf. *Gedichte. Zweisprachige Ausgabe*
Gerrit Confurius: Sabbioneta – oder die schöne Kunst der Stadtgründung
Martin R. Dean: Außer mir. *Ein Journal*
Tankred Dorst: Der verbotene Garten. *Fragmente über D'Annunzio*
Umberto Eco: Lector in Fabula. *Die Mitarbeit der Interpretation in erzählenden Texten*
Umberto Eco: Zwischen Autor und Text. *Interpretation und Überinterpretation von Texten*

Die Folgen von 1989: *Herausgegeben von Georg Kohler und Martin Meyer*
Vilém Flusser: Dinge und Undinge. *Phänomenologische Skizzen*
Louis-René des Forêts: Das Kinderzimmer
Boris Groys: Über das Neue. *Versuch einer Kulturökonomie*
Lars Gustafsson: Die Bilder an den Mauern der Sonnenstadt. *Essays über Gut und Böse*
Madeleine Gustafsson: Die Lawine hinauf. *Gedichte*
Michael Hamburger: Das Überleben der Lyrik. *Berichte und Zeugnisse*
Peter Hamm: Der Wille zur Ohnmacht. *Über Robert Walser, Fernando Pessoa, Julien Green, Nelly Sachs, Ingeborg Bachmann, Martin Walser und andere*
Ludwig Harig: Das Rauschen des sechsten Sinnes. *Reden zur Rettung des Lebens und der Literatur*
Seamus Heaney: Die Hagebuttenlaterne. *Gedichte. Zweisprachige Ausgabe*
Seamus Heaney: Die Herrschaft der Sprache. *Essays und Vorlesungen*
Gerd Henniger: Spuren ins Offene. *Essays über Literatur*
Werner Hofmann: Tag- und Nachtträumer. *Über die Kunst, die wir noch nicht haben*
Felix Philipp Ingold: Echtzeit. *Gedichte*
Felix Philipp Ingold: Haupts Werk. Das Leben
Felix Philipp Ingold: Mit andern Worten
Felix Philipp Ingold: Der Autor am Werk. *Versuche über literarische Kreativität*
Intellektuellendämmerung? *Beiträge zur neuesten Zeit des Geistes. Herausgegeben von Martin Meyer*
Edmond Jabès: Das kleine unverdächtige Buch der Subversion
Edmond Jabès: Ein Fremder mit einem kleinen Buch unterm Arm
Ilya Kabakow/Boris Groys: Die Kunst des Fliehens. *Dialoge über Angst, das heilige Weiß und den sowjetischen Müll*
Dietmar Kamper: Hieroglyphen der Zeit. *Texte vom Fremdwerden der Welt*
Konstantin Kavafis: Die Lüge ist nur gealterte Wahrheit. *Notate, Prosa und Gedichte aus dem Nachlaß*
Konstantin Kavafis: Die vier Wände meines Zimmers. *Verworfene und unveröffentlichte Gedichte*
Vladimir Kazakov: Unterbrechen Sie mich nicht, ich schweige! *Sämtliche Dramen*
Friedhelm Kemp: »... das Ohr, das spricht«. *Spaziergänge eines Lesers und Übersetzers*
Danilo Kiš: Homo poeticus. *Gespräche und Essays*
Kritischer Materialismus. *Zur Diskussion eines Materialismus der Praxis. Herausgegeben von Matthias Lutz-Bachmann und Gunzelin Schmid Noerr*

Milan Kundera: Die Kunst des Romans. *Essay*
Günter Kunert: Vor der Sintflut. *Das Gedicht als Arche Noah. Frankfurter Vorlesungen*
Wolf Lepenies: Autoren und Wissenschaftler im 18. Jahrhundert. *Buffon, Winckelmann, Linné, Georg Forster, Erasmus Darwin*
Emmanuel Lévinas: Eigennamen. *Meditationen über Sprache und Literatur*
Emmanuel Lévinas: Außer sich. *Meditationen über Religion und Philosophie*
Jakov Lind: Eine Seele aus Holz. *Erzählungen*
Bernhard Lypp: Die Erschütterung des Alltäglichen. *Kunst-philosophische Studien*
Claudio Magris: Mutmaßungen über einen Säbel
Ossip Mandelstam: Das zweite Leben. *Späte Gedichte und Notizen*
Christoph Meckel: Erinnerung an Johannes Bobrowski
Martin Meyer: Ende der Geschichte?
Henri Michaux: Momente. *Durchquerungen der Zeit*
Henri Michaux: Unseliges Wunder. *Das Meskalin*
Norbert Miller: Strawberry Hill. *Horace Walpole und die Ästhetik der schönen Unregelmäßigkeit*
Czesław Miłosz: Das Zeugnis der Poesie
Yukio Mishima: Zu einer Ethik der Tat. *Einführungen in das »Hagakure«, die große Samurai-Lehre des 18. Jahrhunderts*
Libuše Moníková: Schloß, Aleph, Wunschtorte. *Essays*
Libuše Moníková: Prager Fenster. *Essays*
Eugenio Montale: Gedichte 1920–1954. *Zweisprachige Ausgabe*
Ivan Nagel: Autonomie und Gnade. *Über Mozarts Opern*
Ivan Nagel: Gedankengänge als Lebensläufe. *Versuche über das 18. Jahrhundert*
Ivan Nagel: Kortner-Zadek-Stein
Oskar Pastior/Francesco Petrarca: 33 Gedichte
Oskar Pastior: Lesungen mit Tinnitus. *Gedichte 1980–1985*
Oskar Pastior: Kopfnuß Januskopf. *Gedichte in Palindromen*
Oskar Pastior: Vokalisen & Gimpelstifte
Francis Ponge: *Schreib*praktiken oder Die stetige Unfertigkeit
Jannis Ritsos: Unter den Augen der Wächter. *Gedichte*
Juan Rulfo: Der goldene Hahn. *Erzählung*
Claudia Schittek: Flog ein Vogel federlos. *Was uns die Rätsel sagen*
Alfred Schmidt: Goethes herrlich leuchtende Natur. *Philosophische Studie zur deutschen Spätaufklärung*
Alfred Schmidt: Idee und Weltwille. *Schopenhauer als Kritiker Hegels*
Dieter Schnebel: Anschläge – Ausschläge. *Texte zur Neuen Musik.*
Schuldt: Leben und Sterben in China. *111 Fabeln nach Lius Wörterbuch*

Manlio Sgalambro: Vom Tod der Sonne. *Essay*

Charles Simic: Ein Buch von Göttern und Teufeln. *Gedichte. Aus dem Amerikanischen von Hans Magnus Enzenberger*

Marin Sorescu: Der Fakir als Anfänger. *Gedichte und Ansichten. Aus dem Rumänischen von Oskar Pastior*

Jean Starobinski: Montesquieu. *Ein Essay*

Jean Starobinski: Melancholie im Spiegel. *Baudelaire-Lektüren*

George Steiner: Martin Heidegger. *Eine Einführung*

George Steiner: Von realer Gegenwart. *Hat unser Sprechen Inhalt?*

George Steiner: Unter Druck. *Parabeln*

Marleen Stoessel: Aura. *Das vergessene Menschliche. Zu Sprache und Erfahrung bei Walter Benjamin*

Botho Strauß: Marlenes Schwester/Theorie der Drohung. *Zwei Erzählungen*

Botho Strauß: Fragmente der Undeutlichkeit

Antonio Tabucchi: Wer war Fernando Pessoa?

Lionel Trilling: Kunst, Wille und Notwendigkeit. *Literaturkritische und kulturphilosophische Essays*

Giuseppe Ungaretti: Die Heiterkeit · L'Allegria. *Gedichte 1915–1919. Zweisprachige Ausgabe*

Vom Übersetzen: *Herausgegeben von Martin Meyer*

Paul Virilio: Der negative Horizont. *Bewegung Geschwindigkeit – Beschleunigung*

Paul Virilio: Rasender Stillstand. *Ein Essay*

Paul Virilio: Krieg und Fernsehen

Paul Virilio: Die Eroberung des Körpers. *Vom Übermenschen zum überreizten Menschen*

Derek Walcott: Das Königreich des Sternapfels. *Gedichte*

Ernst Wendt: Wie es euch gefällt, geht nicht mehr. *Meine Lehrstücke und Endspiele*

Marguerite Yourcenar: Mishima oder die Vision der Leere

Zeit-Räume: *Zeiträume – Raumzeiten – Zeitträume. Herausgegeben von Martin Bergelt und Hortensia Völckers*

Marina Zwetajewa: Gruß vom Meer. *Gedichte*

Paul Virilio (1932–2018), Philosoph und Kritiker der Mediengesellschaft, lebte als Architekt und Schriftsteller in Paris. Er war Gründer und Studiendirektor der École Spéciale d'Architecture. Sein Werk bei Hanser: *Krieg und Kino* (1986), *Der negative Horizont* (1989), *Rasender Stillstand* (1992), *Bunkerarchäologie* (1992), *Krieg und Fernsehen* (1993), *Die Eroberung des Körpers* (1994), *Fluchtgeschwindigkeit* (1996), *Ereignislandschaft* (1998), *Information und Apokalypse* (2000).

Bernd Wilczek, geboren 1975, war nach dem Studium mehrere Jahre Universitätslektor in Frankreich. Er übersetzte u. a. Maurice Blanchot, Albert Cossery, Luc Ferry, André Glucksmann, Luigi Lucheni, Joseph Rovan und Paul Virilio.

Bei Fragen zur Produktsicherheit wenden
Sie sich bitte an den Carl Hanser Verlag:
Vilshofener Straße 10, 81679 München
info@hanser.de